脾 胃 新 论

白长川 著

中国中医药出版社
·北 京·

图书在版编目（CIP）数据

脾胃新论/白长川著.—北京：中国中医药出版社，2019.9（2020.11重印）
ISBN 978-7-5132-5657-5

Ⅰ.①脾… Ⅱ.①白… Ⅲ.①脾胃学说 Ⅳ.①R256.3

中国版本图书馆 CIP 数据核字（2019）第 158984 号

中国中医药出版社出版

北京经济技术开发区科创十三街 31 号院二区 8 号楼
邮政编码 100176
传真 010-64405750
廊坊市祥丰印刷有限公司印刷
各地新华书店经销

开本 880×1230 1/32 印张 8.75 字数 198 千字
2019 年 9 月第 1 版 2020 年 11 月第 2 次印刷
书号 ISBN 978-7-5132-5657-5

定价 49.00 元
网址 www.cptcm.com

社 长 热 线 010-64405720
购 书 热 线 010-89535836
维 权 打 假 010-64405753

微信服务号 zgzyycbs
微商城网址 https://kdt.im/LIdUGr
官方微博 http://e.weibo.com/cptcm
天猫旗舰店网址 https://zgzyycbs.tmall.com

白长川教授简介

白长川，男，1944 年出生。首届百名全国名中医，辽宁中医大师，第三、四、六批全国老中医药专家学术经验继承工作指导老师，国家中医药管理局"优秀中医临床人才研修项目"授课专家，全国名中医传承工作室建设项目专家。辽宁中医药大学教授、中医经典临床研究所所长、研究生导师，北京中 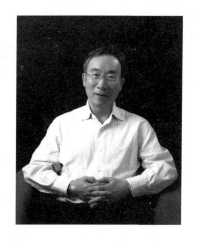 医药大学客座教授、校外导师，大连医科大学顾问教授、中西医结合研究院名誉院长，黑龙江中医药大学、长春中医药大学教授。大连市中医医院名誉院长。辽宁省中医药学会副会长，大连市中医药学会会长，中国中西医结合学会眩晕病专业委员会特聘学术顾问，台湾中医临床医学会永久学术顾问，《环球中医药杂志》顾问。

白长川教授潜心于临床、教学、科研 50 余年，始终坚持将"哲眼看中医，慧根悟临床，临床读经典"理念贯穿于教育、临床、传承的全过程。发表论文 150 余篇，主持和参与科研课题 10 余项，获得国家专利 3 项，获得国家、省、市科技进步奖多项。主编和参编《伤寒论古今研究》《伤寒论纲要》《伤寒论方证证治准绳》《金匮要略表解》《神经外科危重症中西医结合治疗》

《消化疾病药膳治疗学》《实用功能性胃肠病诊治》等 16 部著作。形成了以"滞伤脾胃，百病由生"和"寒温融合治疗热病"等为代表的学术观点和医疗风格，擅长治疗内科、妇科、儿科等疾病，尤其对脾胃病、急危重症、疑难杂病的辨治有独到见解和丰富经验。

前　言

　　中医药学渊源数千年，自《黄帝内经》而基本形成，后经诸代不断继承、发扬，对中华民族的繁衍昌盛作出了巨大贡献。历代医家通过理论与实践的探索，传承并丰富了中医学的内涵，金元时期李东垣以《脾胃论》创"脾胃学说"，强调脾胃在人体的重要作用，提出"内伤脾胃，百病由生"的观点，总结创立了一系列理法方药，极大丰富了中医学的内容，使"脾胃学说"成为中医学的重要组成部分。脾胃学说的思想于《黄帝内经》即有专篇论述，医圣张仲景再有发挥，后诸世医家多有涉猎，李东垣从医疗实践出发，结合前世各家论著，进行系统总结，创立了脾胃学说。此后明清乃至近代医家，再有发挥，使脾胃学说得以进一步充实完善。

　　脾胃学说作为中医学的组成部分之一，同样是历代人民与疾病斗争的经验总结和与中国古典哲学结合的产物。整体观、系统论、恒动观是其哲学基础，劳动人民与自然、疾病斗争的经验总结是其来源。其在萌芽、创立、发展过程中，既依赖当时劳动人民的生产活动，也受到了当时生产力水平的制约。近现代科学技术和西医学的爆炸式发展，极大地提高了人类健康水平。中医学既面临挑战，也面临发展的机遇。如何充分利用现代科学技术和西医学的知识、理论，进一步充实发展中医学是近现代中医学的重要任务。

西医学与中医学都是研究人体的科学，方法论虽有差异，但终极目标是一致的，二者殊途而同归。因此，二者是完全可以相互借鉴，相互促进的。中医学以往对人体的结构、生理研究不够深入，而西医学则在这一方面有较深的认识。脾胃学说自创立以来，经过各代医家的传承发展，如今也面临一个崭新的发展机遇，完全可以通过借鉴现代科学技术和西医学的理论认识，再开创一个全新的发展阶段。近年来，诸多医家在脾胃学说与西医学的结合方面作了有益尝试。本书总结了脾胃学说的发展渊源，全面阐述了其理论内涵；根据临证实践与理论结合创新发展提出"因滞而病"的当代脾胃病证治规律；结合近年来中西医结合方面的研究进展，从多个方面探讨了脾胃学说与西医学相结合的可能切入点。笔者一家之论，难以概全，抛砖引玉，惟愿为脾胃学说乃至中医学的发展有所裨益。

本书在编写过程中，弟子李翌萌、刘金涛、富红梅、阎超、孙曼莉参与了相关工作，并得到中国中医药出版社的大力支持，在此一并表示感谢！

白长川

2019 年 6 月

目　录

第一章　脾胃学说的形成

第一节　渊源于《黄帝内经》《难经》

一、对脾胃的解剖部位、生理功能及病理变化的客观认识渊源于《黄帝内经》《难经》

中医学对脾胃的认识源远流长，脾胃理论是藏象学说的重要组成部分，《黄帝内经》（下简称《内经》）作为一部划时代的医学著作，对脾胃的正常功能以及病理变化有着系统而深刻的认识。其范围之广泛，涉及脾胃的解剖、生理、病理、常见证候、治则治法等诸多方面，较为系统和全面地阐述了"脾胃乃后天之本"的理论渊源，更是现代中医脾胃理论的基础，一直指导着临床的实践与发展。

1.《内经》的解剖认识

《内经》中所述的解剖学上的脾与胃，是一个有具体解剖部位和结构的形态学实体。《内经》在形态结构方面已明确提出"解剖"二字。《灵枢·经水》云："若夫八尺之士，皮肉在此，外可度量切循而得之，其死可解剖而视之。"其对诸多脏腑组成的脾胃系统分别进行了论述。《灵枢·肠胃》云："唇至齿长九分，口广二寸半。齿以后至会厌深三寸半，大容五合。舌重十两，长七寸，广二寸半。咽门重十两，广一寸半，至胃长一尺六寸。胃纡曲屈，伸之长二尺六寸，大一尺五寸，径五寸，大容三斗五升……肠胃所入至所出，长六丈四寸四分，回曲环反，三十二曲也。"同时指出，食管长度与大小肠长度比约为一比三十五，与现代解剖已近相似。《内经》所载，证明中医学早在两千多年前，已对人的尸体进行了解剖。其对脾胃系统的形态、大小、长度、容量，按古今度量折算，与现代的人体解剖颇相近似。

2. 《难经》的解剖认识

《难经》补充了《内经》对脾的认识，《难经·四十二难》中云："脾重二斤三两，扁广三寸，长五寸，有散膏半斤，主裹血，温五脏，主藏意。"嗣后千余年，未有医家再去描述脾胃的形态结构，直至清代王清任，实地解剖，绘制脾图。《医林改错》云："脾中间有一管，体相玲珑，名曰珑管。"其后唐容川在《中西汇通医经精义》中云："脾，居中脘，围曲向胃。西医云，傍胃处又有甜肉一条，生出甜汁，从连网入小肠上口，以化胃中之物，脾内有血管，下通于肝……外肌内膏，皆脾之物也……西医又言有甜肉汁化谷，按甜肉即胰子也，生于油上。凡膏油皆脾所生之物，膏能化水，胰子能化油。脾称湿土，正指胰子与膏也。"所以中医的脾，包括了现代解剖学中的脾和胰腺。

3. 脾胃的生理特点

《内经》《难经》对脾胃之论述，非但限于解剖，而且运用了经络学说对脾胃的生理病理、病因病机及治疗原则等综合加以论述。

脾胃生理特点的第一个方面：阴阳属性。《素问·金匮真言论》云："言人身之脏腑中阴阳，则脏者为阴，腑者为阳……胆、胃、大肠、小肠、膀胱、三焦六腑皆为阳……腹为阴，阴中之至阴，脾也。"这进一步说明了脾胃的阴阳属性关系，在其生理功能活动中一阴一阳，二者相互制约，相互影响，密不可分。

脾胃生理特点的第二个方面：纳运不同。脾胃同居中焦，脾主升清，胃主降浊，通过运化、受纳、升降，以化生气血津液而奉养周身，故称为"生化之源""后天之本"。《素问·经脉别论》亦云："饮入于胃，游溢精气，上输于脾；脾气散精，上归于肺；通调水道，下输膀胱。水精四布，五经并行。"上述条文较详细地论述了饮食入胃后，水谷精微和水液由中央向外周布散的过程，说明了脾胃不仅具有运化精微物质受纳腐熟食物的功能，也具有运化水液正常代谢的功能。所以脾胃健旺，五脏之气皆能充养，对外防御外邪的侵袭，对内维持自身内环境的稳定。《素问·痿论》中亦云："脾为胃行其津液。"《灵枢·五味》云："胃者，五脏六腑之海也，水谷皆入于胃，五脏六腑皆禀气于胃。"这说明脾之运化须得胃之元气温煦推动方能使精微物质敷布全身，胃之受纳须得脾之气阴滋养方可使五谷果蔬正常消化。

脾胃生理特点第三个方面：喜恶有别。脾为阴土，胃为阳土，土无水润，必成燥土，故脾胃均喜濡润为之共性。《素问·平人气象论》说，"脏真濡于脾"，说明脾土喜濡润，方能运其津液，敷布五脏六腑，此为生理之性。但若水湿过多，则量变而质变，湿聚困脾，喜润转变为恶湿，此为病理之变。胃亦喜润，然太湿则草木湿烂，胃中水湿过盛，是为胃中水气病。《金匮要略·痰饮咳嗽病脉证并治》第 38 条："咳满即止，而更复渴，冲气复发者，以细辛、干姜为热药也。服之当遂渴，而渴反止者，为支饮也。支饮者法当冒，冒者必呕，呕者复内半夏以去其水。"此即说明了胃中水气可引起呕逆眩冒证，如苓桂术甘汤等类方均可治疗水气病。脾胃所恶又不相同，脾恶湿，胃恶燥。《素问·宣明五气》曰："五脏所恶……脾恶湿。"《素问·脏气法时论》曰："脾苦湿，急食苦以燥之。"湿，阴也，燥，阳也，脾湿胃燥，气不可偏也。阴阳宜平而不宜偏，偏则亢，亢则害。脾主运化水湿，湿停不运而伤脾，故恶之；燥虽能胜湿，但太过又易损伤脾阴，故脾亦不喜燥。在脾胃燥湿相得，既无太过，又无不及，才能使脾胃阴阳平衡，运化正常。

脾胃生理特点的第四个方面：升降各异。《素问·六微旨大论》曰："升降出入，无器不有。故器者生化之宇，器散则分之，生化息矣。故无不出入，无不升降。"又曰："非出入，则无以生长壮老已；非升降，则无以生长化收藏。"此即指气机的不断运动是人体正常生理活动的基础前提，也是人体生理活动的运行方式，升降出入是气机运动的表现形式，如果气机之升降出入运动一旦停止，生命则终止。《素问·刺禁论》曰："肝生于左，肺藏于右，心部于表，肾治于里，脾为之使，胃为之市。"其对五脏之气机升降特征进行了阐述。心肺在上宜降；肝肾在下宜升；脾居中通连上下而斡旋气机，为升降之枢。胃以趋降之性，则水谷可入，糟粕乃下，脾以趋升之性，则营气始化，精微乃布。脾胃气机升降相异，不仅保障了人体对水谷饮食的吸收代谢，也是人体这个大系统气机流畅的关键环节。一旦脾胃气机的升降之性失去和谐稳定之态，机体就会表现为病理反应，此如《素问·阴阳应象大论》云："清气在下，则生飧泄，浊气在上，则生膜胀。"其阐述了脾不升清、胃失降浊之病理。其后更言，"此阴阳反作，病之逆从也"，即指气机升降之理是人体一切病证之病理关键要素。《素问·气交变大论》曰："胜复盛衰，不能相多也。往来小大，不能相过也。用之升降，不能相无也。各从其动而复之耳。"脾主升清、胃主降浊固然是各自气机的运动特性，亦不可升者不已，降者无度，二者之升降是处于动态平衡之稳态，方能维持人体的正常生理功能。此如《素问·六元正纪大论》所云："和其运，调其化，使上下合德，无相夺伦，天地升降，不失其宜，五运宣行，勿乘其政。"

4. 脾胃病的病因病机

《内经》除了对脾胃生理功能活动有较为全面的阐述之外，对脾胃病理变化规律也有较为深刻的认识。《素问·太阴阳明论》云："阳道实，阴道虚。"其高度概括了脾胃的病理特点是实证多责之于胃腑，虚证多责之于脾脏。《灵枢·小针解》云："寒温不适，饮食不节，而病生于肠胃。"其充分说明了饮食起居是否规律对脾胃疾病的产生至关重要。《素问·至真要大论》说："诸湿肿满，皆属于脾。"这是对脾胃病机的高度概括，指出了脾胃病机主要就是脾失健运，水湿内停。《灵枢·五邪》云："邪在脾胃，则病肌肉痛；阳气有余，阴气不足，则热中善饥；阳气不足，阴气有余，则寒中肠鸣腹痛；阴阳俱有余，若俱不足，则有寒有热。"这即是针对脾胃疾病寒热虚实而立言。

可见，无论外感内伤均可导致脾胃疾病的发生，脾胃为后天之本，脾胃功能失调亦可导致其他脏腑受病，也会出现人体阴阳失调的表现，所以在临床辨证治疗中，抓住脾胃病的病因病机是其治疗的关键，即便治疗他脏疾病也需顾护脾胃。同时根据以上特性，当代中医名家将脾胃的生理功能和病理变化关系概括为脏腑关系、纳化关系、升降关系、燥湿关系，这四大关系直接指导了临床实践。

二、对脾胃的治养观源于《内经》

1. 脾胃疾病的治疗原则源于《内经》

《内经》论脾胃详于理论而略于方药，但在治疗原则和用药规律上，提出了许多千古明训。《内经》中的脏腑学说是从整体角度论述脾胃的生理病理概念，所以通过调理脾胃可以治疗其他脏腑病变；反之，通过调整其他脏腑亦可治疗脾胃病。

（1）调理脾胃防病治病：《内经》中"五脏六腑，皆禀气于胃""得谷者昌，失谷者亡"强调了保护脾胃之元气对于强健身体，防病去病尤为重要。《灵枢·五味》云："肝病禁辛，心病禁咸，脾病禁酸，肾病禁甘，肺病禁苦。"调脾胃应注意节饮食、和五味，定时定量食入易于消化之品，若脾胃发生疾病时，需注意饮食的味道偏嗜。《素问·热论》云："病热少愈，食肉则复，多食则遗，此其禁也。"病愈之初脾胃之气尚在恢复之中，此时不宜食肥甘厚味，以免邪热稽留不去，损伤脾胃。治疗危急重病时，须知"有胃气则生，无胃气则死"，顾护脾胃尤为重要。基于内经所阐述的有关调理脾胃以达到防病治病目的的原则，现代中医名家总结了临证有效的治疗原则"善理脾者，贵在施运"，理脾以运为常。脾虚不运者，治以健运；脾虚气陷者，治以升运；脾虚气滞者，治以疏运；脾阳不振者，治以温运；脾胃失调者，治以和运；脾虚热郁者，治以导运；脾阴亏虚者，治以滋运等。实证注意降胃，"善调胃者，贵在通降"，治胃以通为法。如治疗胃脘痛中肝气犯胃者，疏之以通；脾胃虚寒者，温之以通；胃腑燥实者，泻之以通；湿热壅胃者，清之以通；脾寒胃热者，和之以通；胃阴不足者，滋之以通等。这进一步发扬了《内经》关于脾胃的治疗理念，也弥补了其不完整之处。

（2）调理脾胃治疗他脏病：若他脏有病，涉及脾胃时，需调理脾胃，以治他脏疾病。《素问·诊要经终论》云："阳明终者，口目动作，善惊妄言，色黄，其上下经盛，不仁，则终矣。"说明谵语、癫狂等神志疾病与阳明经气血功能失调有关，治疗需从调理脾胃入手。《素问·痿论》云："治痿者独取阳明。"《灵枢·四时气》云，治呕胆证，"取三里以下胃气逆"。这些均体现了治疗他脏疾病需要从调理脾胃入手的诊疗思路，彰显了脾胃不仅在治疗本脏疾病非常重要，在治疗他脏疾病也是必须固护之脏腑。

例如：正常生理情况下，脾胃的纳化活动，需赖肝胆的疏泄升降与肾气命火的温煦资助，即所谓生理现象的"木克土"和病理现象的"木乘土""火不生土"。病理情况下，肝胆疏泄升降功能失调，脾胃气机不得升降则纳化受阻，或由于肾虚命火亏损，脾胃失于温煦腐熟，导致纳化失常等。因此，治疗上应当针对脾胃与其他脏腑的病理改变，而采取相应的治则。如疏肝调脾法，疏肝和胃法，温肾健脾法，补火生土法等，以使脏腑之间功能趋于正常。

2. 脾胃疾病的膳食调养

《素问·脏气法时论》云："毒药攻邪，五谷为养，五果为助，五畜为益，五菜为充。气味合而服之，以补精益气。"因为脾胃担负着受纳腐熟水谷精微的任务，所以中医食疗与脾胃疾病的调养有着特殊的联系。食物本身也具有性味，寒热温凉属其性，酸甘辛苦咸属其味，《内经》中提到"饮食有节""谨和五味",说明饮食的数量、质量、搭配都需要适合平衡,否则会加重脾胃负担,造成脾胃虚弱,寒湿困脾,脾胃阴虚等常见脾胃疾病出现。《素问·生气通天论》中云:"味过于苦,脾气不濡,胃气乃厚。"其阐述了食其苦味之品,虽可燥其脾之湿气,但太过则会伤其脾之阴津,使脾不能为胃正常行其津液,而致使胃气呆滞胀满。因此,膳食对脾胃有助其强健的一面,亦有伤其元气的一面,所以饮食五味要因人、因地、因时。因人制宜是根据不同体质的差异调配食物以防脾胃疾病的产生与复发;因地制宜是根据不同地域差异选择食物以保护脾胃;因时制宜是根据不同季节变化调整饮食结构,可以更好地滋养脾胃,祛除疾患。

三、脾胃疾病的命名源取于《内经》

在《内经》中载述了许多关于脾胃疾病的命名,与现代疾病相对应,为后世中医学脾胃疾病的分类归纳起到了重要作用。

1. 脾咳

脾虚土不生金或脾胃湿热逆熏于肺所致。《素问·咳论》曰:"脾咳之状,咳则右胁下痛,阴阴引肩背,甚则不可以动,动则咳剧。"临床多见于久咳不愈,治疗需"培土生金"之法。

2. 脾瘅

过食肥甘,以口中发甜为主症的疾病。《素问·奇病论》曰:"有病口甘者……此五气之溢也,名曰脾瘅。夫五味入口,藏于胃,脾为之行其精气,津液在脾,故令人口甘也。"提出"治之以兰,除陈气也"。临床多见湿热蕴脾,往往发展为消渴病。

3. 脾风

为脾受风邪之病。《素问·玉机真脏论》曰:"肝传之脾,病名曰脾风，发瘅，腹中热，烦心出黄。"临床常见急慢性胃肠炎、黄疸型肝炎、痢疾多有以上症状特点。

4. 脾心痛

厥心痛之一。由脾胃日久亏虚，累及心血不足，或邪上乘心或寒逆中焦而发病。《灵枢·厥病》曰："厥心痛，痛如以锥针刺其心，心痛甚者，脾心痛也。"症见心胸憋闷，脘痞胀满，少气懒言，心悸怔忡，失眠，口黏口淡无味。临床常见于"胃心综合征"，消化系统症状伴有心前区疼痛。

5. 脾痹

五脏痹之一。由肌痹日久不愈，脾胃气虚，复感外邪，内舍于脾所致。《素问·痹论》曰："脾痹者，四肢解惰，发咳呕汁，上为大塞。"临床多见于肢体关节麻木疼痛，风湿性、类风湿关节疾病。

6. 胃缓

由于脾虚中气不足，胃之肌肉薄弱而下垂。《灵枢·本脏》曰："脾应肉，肉䐃坚大者胃厚，肉䐃么者胃薄……肉䐃不称身者胃下，胃下者，下管约不利。肉䐃不坚者胃缓。"此即现代医学所谓"胃下垂"。

7. 胃疟

胃之元气受损，失于和降，不能正常受纳腐熟。《素问·刺疟》曰："胃疟者，令人且病也，善饥而不能食，食而支满腹大。"善饥而不能食病不在脾在胃，食而支满腹大则饮食不下，膈塞不通，邪在食管。临床常见于功能性食管疾病或食管癌。

8. 肉痿

肌肉萎弱麻痹之证。痿称脾痿，由脾气热而致肌肉失养，或湿邪困脾，伤及肌肉所致。《素问·痿论》曰："脾主身之肌肉……脾气热，则胃干而渴，肌肉不仁，发为肉痿。"症见肌肉麻痹不仁，口渴，甚则四肢不能举动等。临床常见于肌肉萎缩或重症肌无力。

9. 胃脘痈

由寒气格阳，热聚胃口，寒热不调，故血肉腐坏或血行不良，大而浅者为痈。《素问·病能》曰："胃脘痈者，诊当何如……此者当候胃脉，其脉当沉细，沉细者气逆，逆者人迎甚盛，甚盛则热，人迎者胃脉也，逆而盛，则热聚于胃口而不行，故胃脘为痈也。"从脉测证，可知胃脘痈与其他内痈，如肝痈、肺痈、肠痈等不尽相同。沉脉主里，细脉主本虚，痈者气血壅滞不通乃标实也，故此痈初起即本虚标实。正如《释名病释》曰："痈，壅也，气壅痞结，裹而溃也……临床多见于消化系统溃疡性疾病。"

10. 痞满

中气不足不能运化，有食积、痰热、湿热、气郁等病因。因其病位在胃，故曰"胃痞"，在《内经》称为痞满、痞塞等。《素问·至真要大论》云："太阳之复，厥气上行……心胃生寒，胸膈不利，心痛否满。"临床多见于浅表性胃炎或萎缩性胃炎。

第二节 奠基于仲景

《汉书·艺文志》记载医经七家，即理论家体系。"医经者，原人血脉、经络、骨髓、阴阳、表里，以起百病之本，死生之分"，重点阐述了经典理论，运用粗浅的解剖知识与哲学思维解释人体生命的八纲生理属性、病理现象、病因病机、病名症状、治法治则、养生预防等有关中医理论的原创，记载有经方十一家，即临床家体系。"经方者，本草石之寒温，量疾病之浅深，假药味之滋，因气感之宜，辨五苦六辛，致水火之齐，以通闭解结，反之于平"，重点在临床治疗，运用药物的四气五味、补泻功效以治疗疾病的八纲属性，使人体回归生理的平衡。医经家强调"理、法、病"，经方家强调"方、药、证"。以上两大体系传承的代表作分别是《内经》和《汤液经法》，张仲景智慧地将两大体系传承发展，整合理法方药，结合创新了辨病辨证论治。

一、诊法的充实

从四诊合参辨证脾胃疾病。

1. 望诊

《伤寒论》将舌苔的变化作为判断脾胃疾病进退、确定治疗方法、判断疾病预后的依据。《伤寒论》第 168 条："伤寒，若吐、若下后，七八日不解，热结在里，表里俱热，时时恶风，大渴，舌上干燥而烦，欲饮水数升者，白虎加人参汤主之。""舌上干燥"是表邪入里化热，形成阳明里实热证。《伤寒论》第 221 条："若下之，则胃中空虚，客气动膈，心中懊憹。舌上苔者，栀子豉汤主之。""舌上苔者"是舌苔薄黄腻或黄白相间，提示胃气受损，热陷胸膈，火郁胃脘。《伤寒论》第 48 条："设面色缘缘正赤者，阳气怫郁在表。"阳明经循行于面，阳气郁发于表，故面色红赤。

2. 闻诊

《伤寒论》通过听声音、嗅气味判断脾胃寒热虚实的变化。

如《伤寒论》第 157 条："伤寒汗出，解之后，胃中不和，心下
痞硬，干噫食臭，胁下有水气，腹中雷鸣，下利者，生姜泻心汤
主之。"脾胃虚弱，纳不运化，积食沤腐，嗳气频发，胃呆脾困，
水不化气，奔走肠间，沥沥有声。如《金匮要略·痰饮咳嗽病脉
证并治》曰："水走肠间，沥沥有声。"

3. 问诊

《伤寒论》通过问询病人的方法来了解脾胃疾病的发生、发
展、主症、病史，进一步确诊疾病的具体情况。如《伤寒论》第
190 条："阳明病，若能食，名中风；不能食，名中寒。"其说明
了胃阳素盛与胃阳不足时，阳明化燥化热功能有所不同，分别出
现能食与不能食的特点。《伤寒论》第 173 条："伤寒，胸中有
热，胃中有邪气，腹中痛，欲呕吐者，黄连汤主之。"邪热居于
胸膈胃脘，胃失和降发为呕吐，通过询问病人腹中痛、呕吐等来
了解具体病情。

4. 切诊

《伤寒论》中对脉诊相当重视，仲景以趺阳脉来判断脾胃疾
病的病理特点。《伤寒论》第 247 条："趺阳脉浮而涩，浮则胃气
强，涩则小便数。浮涩相搏，大便则硬，其脾为约。麻子仁丸主
之。"阐明了"脾不能为胃行其津液"的脾胃关系的经典论述。
趺阳脉可候中焦脾胃病证，成为仲景为临床诊断学提供的又一依
据。如《伤寒论》第 137 条："从心下至少腹硬满而痛不可近。"
《金匮要略·水气病脉证并治》："心下坚大如盘，边如旋杯。"

二、辨病辨证论治的开端

《内经》奠定了脾胃学说的理论基础，但理法方药尚不完备，

详于理论而略于方药。至东汉张仲景，其运用综合辨证法和动态辨证法，并结合自己多年丰富的临床实践经验，补充了脾胃学说的不足，使其理法方药归于完整的辨证论治体系中，从而发展了脾胃学说的临床治疗学，奠定了临床证治的实践基础。张仲景在其《伤寒论》和《金匮要略》等经典著作中，对脾胃病证进行了系统的辨病论治和辨证论治，从而建立了脾胃学说理法方药的系统工程。《伤寒论·辨阳明病脉证并治》主要论述"胃家实"，以胃热津伤，燥热内结为主要病机，以白虎汤清热养津，三承气汤通腑承顺胃气为主要治法。《伤寒论·辨太阴病脉证并治》论述"脾家虚"，以太阴虚寒为主要病机，以理中汤温脾为主要治法。全文贯穿了"保胃气，存津液"六字大纲。在论杂病之《金匮要略》文中，有《腹满寒疝宿食病脉证治》和《呕吐哕下利病脉证治》，从病因病机、辨证立法、处方用药及预后护理等多方面进行了系统论述，建立了一套至现代仍有指导价值的临床诊治原则，俾后学有理法可循，有方药可参。

仲景重视脾胃的学术思想源流于《内经》，其在《伤寒杂病论》中不少于四分之一的篇幅提到脾胃证治的内容，并以脾胃之盛衰作为发病与否的重要依据，以胃气虚弱者能食与否作为测察疾病发展、传变、转归和预后的依据。在对脾胃疾病的诊疗法则上提出了"无犯胃气""令胃气和则愈"的原则。由此可见仲景对脾胃疾病的重视，值得后辈医家精心研读。

历来医家都认为，仲景专注治疗外感疾病，有"外感宗仲景"之说。如《古今医统》云："汉仲景著《伤寒论》，专以外伤为法，其中顾盼脾胃元气之秘，世医鲜有知之者。"其实，仲景在《伤寒杂病论》中虽然依据六经辨治，但细察其在分析发病、治疗、护理、预后等方面，均强调顾护脾胃的重要性。仲景将《内经》确立的脾胃理论创造性地应用于临床实践，开创了脾胃疾病的辨病辨证论治先端。

从六经入手辨治脾胃疾病。

六经辨证的主证：太阳表寒证；阳明里实热证；少阳半表半里证；太阴脾虚证；少阴心肾阳虚证；厥阴寒热错杂证。

根据六经辨证的基本规律，可以探究到仲景对脾胃疾病的辨证思路。如太阳病立桂枝汤之法，治疗汗下后，脾胃虚弱兼杂水气、痰饮、寒热交阻中焦，致使气机升降失司，导致心下痞、腹胀满、呕吐呃逆、肠鸣下利等。少阳居于半表半里，治宜和解之法，柴胡类常用，少阳胆腑郁热，中焦脾胃虚寒的柴胡桂枝干姜汤证。阳明里实热证，以阳明腑实证为主的三承气汤证。太阴湿土之证，多见腹满痛吐利，桂枝加芍药汤、桂枝加大黄汤导其积滞腹痛。少阴病胃虚寒凝，恶心呕吐，烦躁者，吴茱萸汤主之。厥阴肝木心包，厥逆之证四逆汤，邪陷热郁，挫伤中阳，寒热错杂之麻黄升麻汤。仲景以六经辨证为基础，再结合八纲分析病性，最后确定治疗原则。

三、立方与随症加减

1. 组方立法思路

仲景在《伤寒杂病论》一书中遣方374首，常用药174味，组方法度严谨而不拘一格，用药精灵而不失章法，堪为后学者之楷模。故喻嘉言在《尚论篇》中称其中所载方剂为"众法之宗，群方之祖"，仲景不但为后世制方建立了规范，而且也指出来用药加减化裁的准则。其组方规律是以病机为基础，并与药性与药物的主治功能有机结合的统一体。比如半夏泻心汤的组成方规，一是辛开苦降，一是寒热平调，因此，它可以治疗寒热并存的脾胃同病。验之临床，凡是消化系统的常见病、多发病，诸如胃溃疡、十二指肠球部溃疡、慢性胃炎、慢性肠炎、慢性肝炎等病，只要出现寒热兼夹、脾胃同病的病机及症状，如胃脘痛，呕吐，痞满，腹泻等证候，用之确有良效。古人云："有成方而无成病。"故遣方用药的第一要义为"观其脉证，知犯何逆，随证治之"，这一千古名训，也是医圣张仲景辨证论治的核心所在。比如同一"痞证"，因其寒热虚实、痰饮水气之不同，而有五泻心汤、枳术汤、旋覆代赭汤之别。

笔者服膺仲景学说，潜心研究，归纳总结仲景调理脾胃十六法：

（1）解表和里法：代表方剂葛根汤、厚朴七物汤等。

（2）和胃降逆法：代表方剂小半夏汤、旋覆代赭汤、橘皮竹茹汤等。

（3）调和肠胃法：代表方剂半夏泻心汤、黄连汤、乌梅丸等。

（4）补中益气法：代表方剂黄芪建中汤、薯蓣丸。

（5）益胃生津法：代表方剂竹叶石膏汤、麦门冬汤。

（6）泻下通腑法：代表方剂大承气汤、麻子仁丸、大黄附子汤。

（7）清利湿热法：代表方剂茵陈蒿汤、茵陈五苓散等。

（8）温中祛寒法：代表方剂理中汤、四逆汤、吴茱萸汤、桃花汤等。

（9）舒肝理脾法：代表方剂四逆散。

（10）温肾暖脾法：代表方剂真武汤、附子汤。

（11）温阳利湿法：代表方剂苓桂术甘汤、防己茯苓汤、茯苓甘草汤。

（12）逆流挽舟法：协热下利，葛根黄芩黄连汤。

（13）辛开苦泄法：泻心汤。

（14）急开支河法：五苓散。

（15）涌吐积滞法：代表方剂瓜蒂散。

（16）饮食调节法：《伤寒论》71条："太阳病，发汗后，大汗出，胃中干，烦躁不得眠，欲得饮水者，少少与饮之，令胃气和则愈。"

同时，揆其大旨而仿其法而用之，对临床常见的脾胃病特别喜用仲景方加减化裁，诸如四逆散、半夏泻心汤及生姜泻心汤等五泻心汤、黄连汤、茵陈蒿汤、茵陈五苓散、小建中汤、黄芪建中汤、人参理中丸、麦门冬汤、旋覆代赭汤、麻子仁丸、三承气汤、吴茱萸汤、真武汤、苓桂术甘汤、乌梅丸等方，皆是常用之方。

2. 分析结合临证加减变化

例如，临床常见"痞满"一证，虽然《内经》中有此记载和描述，但仅仅提及"痞"是指心下痞塞、满闷不舒的症状，对其病因病机谈及甚少，治疗原则及治疗方药就更未问津。仲景在《伤寒论》中从理法方药诸多方面均予以论述，发展了《内经》关于"痞"的认识，常以痞为辨治中心立专方专药。考仲景所论，痞的成因每每为误治传变，本虚标实所致。如《伤寒论》131条说："病发于阴而反下之，因作痞也。"痞病的诊断依据是"但满而不痛""心下痞，按之濡""按之自濡，但气痞耳"，亦是类证鉴别之要点，并特别指出痞满与阳明满实、结胸硬痛的区别。

痞病的辨证论治：因病机复杂，虚实寒热表现不一，饮痰气食各自不同，故治疗当随所利而行之，论中创立五泻心汤、旋覆代赭汤等方，足见仲景论痞，理法方药颇为周详精当，迄今仍为后世视为论治痞满之规范。在总结前人经验的基础上，结合多年的临床实践，认为本病乃虚实兼夹，清浊相关，寒热凝聚，脾胃不和，中焦气机升降失调所致。其病位在胃，其症状是胃脘部位痞塞，满闷不舒，外无胀急之形，故命名曰"胃痞"。临床常见于现代医学中的慢性胃炎，胃肠神经官能症，消化不良等疾病中。临床若见脾胃虚寒，兼有肝胃不和气滞之证，多拟以黄芪建中汤、理中汤、枳术汤加减化裁。若见迁延失治，脾失健运，胃失和降，痰湿中阻，胃热脾寒，寒热夹杂，多拟自制和中消痞汤，组成为党参、制半夏、黄连、干姜、炒白芍、蒲公英、丹参、炙甘草，水煎，早晚分服。本方系由半夏泻心汤、芍药甘草汤、理中汤化裁而成。诸药合奏益气健胃、和中开痞之效。若胃痛明显加香橼、元胡；胃中冷者倍干姜、加肉桂；灼痛口干者干姜易炮姜加石斛；噫气、矢气不畅者加佛手、枳壳；食少难消者加鸡内金、炒谷麦芽；贫血短气者加黄芪、当归。若见气郁化火，灼伤胃阴，或久病气阴两伤，胃络失养而酿成中虚火郁，阴亏胃热之证，多拟自制清中消痞汤，组成为太子参、麦门冬、制半夏、柴胡、生白芍、炒栀子、丹皮、青皮、丹参、甘草，水煎，早晚分服。本方系由麦门冬汤、四逆散、栀子豉汤化裁而成。方中用太子参、麦门冬之补，柴胡之升，青皮、半夏之降，栀子、丹皮之清，白芍、甘草之和，丹参之消，诸药共奏补、消、清、和、升、降于一炉，具有养阴益胃，清中消痞之效。

四、四季脾旺不受邪

《金匮要略·脏腑经络先后病脉证》云："夫治未病者，见肝之病，知肝传脾，当先实脾，四季脾旺不受邪，即勿补之。"仲景首先在《金匮要略》中提出"四季脾旺不受邪""实脾"的概念，此概念的提出与中医的"治未病""既病防变"彼此呼应，开脾胃学说与其他脏腑相关疾病之先河。脾属土，土寄旺于四季，故云四季脾旺。脾为五脏六腑之中枢，为气血生化之源，后天之本，五脏皆禀受脾生化的气血而发挥正常的生理功能。其衰脏腑弱，其健脏腑安。因此，当脾一脏发病后，治疗必须照顾整体，即在治疗本脏病变的同时应积极调治其他脏腑，以防止疾病的传变。

中医自古以来强调的"正气"与现代医学的"免疫力"是相对应的，正气足则免疫力强，"外邪"与"病毒细菌"亦是对应，所以"正气存内，邪不可干"自然就是现代医学的"免疫力强，细菌病毒不会损伤机体"。《脾胃论·脾胃胜衰论》中说："百病皆由脾胃衰而生也。"近年来，临床医学也充分认识到，中医的"脾"与现代医学的"神经-内分泌-免疫调节网络"有着极其密切的联系，虽然中医与西医有着不同的医疗理论体系，但对于"四季脾旺不受邪"的预防抵御疾病的理念越来越趋于一致。脾胃以人体的消化系统为主，而人体的消化系统与人体的神经、内分泌、血液、放化疗等有着密切联系，很多消化系统的疾病都与人体内分泌失调、植物神经紊乱、放化疗副作用有直接关系，这恰恰是免疫力低下的表现，中医治疗此类疾病也是从健脾胃、扶正气入手，这也是运用了免疫学和分子生物学技术，提高胃肠道黏膜免疫功能。

第三节　形成于东垣

昔贤论病，多推重脾胃。脾胃学说的理论与实践基础，奠定于《内经》和《伤寒杂病论》，然而并未形成系统的脾胃学说。仲景在《内经》的理论基础上完善了理法方药，突出了"保胃气，存津液"的要旨，创制了大量的"经方""祖方"。嗣后以降，代有发挥，代有创新，迨至金元时期，李东垣首创脾胃论，指出："脾胃之气既伤，而元气亦不能充，而诸病之所由生也。"由于东垣所处时代正值战乱连年，民病饥馑劳倦虚损，他所诊治的病人中，大多系脾胃内伤之例。在此启发下，李东垣全面继承了《内经》，以及张仲景、张元素有关脾胃生理、病理、辨证治疗之学说，并加以创造性发挥，认真总结数十年临证之经验，从而全面系统地提出了脾胃学说。其代表性著作《脾胃论》的问世，标志着在此以前集千百年的脾胃学说，至此以系统严谨和独具特色的学术体系立于中医学理论殿堂之中。

一、欲实元气，当调脾胃

后世医家认为，东垣"养生当充元气"、欲实元气当调脾胃的著名论点是其全部脾胃学说立论的宗旨，也为明代李中梓在《医宗必读》一书中提出"脾为后天之本"之观点奠定了基础，脾胃虚衰，元气亦不能充，则诸病由致，是东垣论述病理的中心。

元气即真气，是人体先天之精气，非胃气不能滋养。胃气者，谷气也，荣气也，清气也，卫气也，阳气也，此六者，皆饮食入胃，谷气上行，胃气之异名，其实一也。《素问·平人气象论》云："人以水谷为本，故人绝水谷则死，脉无胃气亦死。"可见，元气之充足，皆有脾胃之气无所伤，而后能滋养元气，若胃气虚弱，饮食自倍，则脾胃之气损伤，元气自然不充，而诸病之所由生也。所以，脾胃有伤，中气不足，五脏六腑之气皆已绝于外。

二、强调健脾益气升阳法

李东垣的《脾胃论》认为，中土清阳之气在脾胃疾病的病理变化中有着举足轻重的作用。东垣"甘温除热"法的创立受到《内经》启发。如《素问·调经论》曰："有所劳倦，形气衰少，谷气不盛，上焦不行，下脘不通，胃气热，热气熏胸中，故内热。"《素问·至真要大论》曰："劳者温之""损者温之"等。他结合自己临床诊病经验理论，首先提出了健脾益气升阳的著名论断"甘温除热"大法，为后世医家临床治疗脾胃疾病奠定了坚实的基础。

《饮食劳倦论》明确阐述："脾胃气衰，元气不足，而心火独盛。心火者，阴火也。起于下焦，其系于心。心不主令，相火代之。相火，下焦胞络之火，元气之贼也。火与元气不两立，一胜则一负。脾胃气虚，则下流于肾，阴火得以乘其土位。"正常情况下，元气充沛，阴火敛降，若病理状态下，元气虚衰，不能制约阴火，就会产生"阳气下陷，阴火上扰""火与元气不两立，一胜则一负"，针对以上发病机理，李东垣提出了升阳泻火著名方剂"补中益气汤"。李东垣在方中重用黄芪并辅以人参、白术以补脾肺之气，因为肺为气之本，肺气足则不令自汗损元气，而脾为肺之母（脾属土肺属金，土为金之母），脾气不虚，则肺气有源。配伍当归养血和阴以助参、芪补气养血；配陈皮理气和胃以使本方补而不滞；更用升麻、柴胡升举清阳之气，并引黄芪、甘草等甘温之性上升，调畅气机。诸药合用，使气虚者得补，气陷者得升，气虚发热者，得此甘温益气而除热，如此就能使元气内充，清阳得升，而脾胃既强，"土生万物"，各脏腑得以滋养，则诸证自愈。

后世医家私淑东垣的脾胃观，崇尚东垣的升扶脾阳之法，在临证治疗中总结出自己的实用方剂。如全国名老中医李寿山认为胃下垂当从"胃缓"论治，自拟"升陷益胃汤"，健脾益胃，升举中气。药物为黄芪、党参、白术、枳实、升麻、葛根、生山药、甘草等，水煎服，随症加减，常服多有疗效。

三、脾胃为升降之枢

在脾胃升降这对矛盾中，脾气升清占主导位置。只有脾胃健运升降有常，才能维持"清阳出上窍，浊阴出下窍；清阳发腠理，浊阴走五脏；清阳实四肢，浊阴归六腑"。故《临证指南》说"脾宜升则健"，又说"胃宜降则和"，故脾气以上行为顺，胃气以下行为顺，一上一下，有升有降，生机不息。脾病与胃病可相互影响，"胃既病则脾无所禀受……故亦从而病焉……脾既病，则其胃不能独行津液，故亦从而病焉"。脾胃升降失常矛盾中，脾之升清失常是发病的主导，同样在元气不足与阴火上冲矛盾中，元气不足是发病的主导。由此总结了脾胃升降机能的生理病理特点。

李东垣以脾胃为人身之本，特别强调脾胃升发的重要作用，认为脾胃之气既伤，而元气亦不能充，而诸病之所由生也。因此，在治疗上着重益气升阳。他说："此阳气衰弱不能生发，不当于五脏中用药法治之，当以《脏气法时论》中升降浮沉补泻法用药耳。"他是从调整脾胃升降着手治疗脏腑机能失调疾病的。如四时治疗疾病，"补之以辛甘温热之剂及味薄者，诸风药是也，此助春夏之升浮也……在人之身乃肝心也。但言泻之以酸苦寒凉之剂，并淡味渗泻之药，此助秋冬之降沉者也，在人之身是肝肾也"。其说明辛甘温热之剂有助肝气的升发与心阳的温煦，酸苦寒凉之剂有助肺气肃降与肾气蛰藏。可见辛甘温热益元气、酸苦寒凉泻阴火，不独能调治脾胃的升降功能，还可调治由脾胃所及的肝心肺肾四脏的疾病。

四、对脾胃湿热的认识

李东垣脾胃学说的重要思想内容是"内伤脾胃"，脾胃湿热证形成也是由于脾胃元气不足所致。所以时当长夏，湿热大胜，蒸蒸而炽，临床多见"或气高而喘，身热而烦，心下膨痞，小便黄而数，大便溏而频，不思饮食，四肢困倦，自汗体重"长夏之际，暑湿之邪相搏，困阻脾胃，耗伤脾胃之津液，使其出现本虚标实之症状。东垣在选方用药上依然按照此思路"以黄芪甘温补之为君；人参、橘皮、当归、甘草，甘微温，补中益气为臣；苍术、白术、泽泻，渗利而除湿，升麻、葛根，甘苦平，善解肌热，又以风胜湿也。湿胜则食不消而作痞满，故炒曲甘辛，青皮辛温，消食快气，肾苦燥，急食辛以润之，故以黄柏苦辛寒，借甘味泻热补水，虚者滋其化源；以人参、五味子、麦门冬，酸甘微寒，救天暑之伤于庚金为佐。名曰清暑益气汤。"

　　李东垣在《脾胃论·长夏湿热胃困尤甚用清暑益气汤论》中明确指出："此病皆由饮食劳倦，损其脾胃，乘天暑而病作也。"所以李东垣认为，脾胃湿热的形成虽有外因（即六淫湿热之邪尤其是在夏季和长夏湿盛之时），但最重要的还是内因，即饮食劳倦使脾胃功能受损，运化失职，气机失调，故湿聚热蕴。"又因气虚下陷，湿流下焦，阴被其湿，下焦之气不化，郁而生热，形成阴火……中焦之湿与上冲之火，合而为邪"，这是李东垣论述脾胃湿热证形成的主要病因病机，基于此之上，他虽然没有明确提出辛开苦降这一概念，但他在治疗脾胃病中，尤其是在脾胃湿热的论治中，宗仲景泻心汤方意，并对辛开苦降之法有所发挥。如"中满分消丸"治湿热中满之证，既有辛温升脾的药物生姜、陈皮，苦温治胃的药物半夏、厚朴、枳实，甘温健脾的人参、白术、甘草等，又有苦寒降胃的黄连、黄芩，究其脾胃湿热的立论基础仍是脾胃元气不足，导致清气不升，湿浊下流，久郁化热，从而致"阴火"上冲，复乘其土位。故李东垣治疗脾胃湿热亦主张在益气升阳，健脾化湿的基础上虚实兼治，补泻兼施。如清暑益气汤、升阳益胃汤、清燥汤等。

　　现代脾胃疾病多是"因滞而病"，与恣食肥甘厚味易生湿热关系颇深，古代因其条件较差，食物缺乏，脾胃疾病多是"因寒饥而虚"，所以，李东垣脾胃湿热认识论可谓是脾胃新论的新见解。

第四节　充实于叶桂

一、创立胃阴学说

　　胃阴学说是脾胃学说的重要组成部分。它始于《内经》，倡于东垣，但真正系统提出胃阴学说的首推叶天士。叶天士指出："仲景急下存阴，其治在胃，东垣大升阳气，其治在脾""太阴阴土，得阳始运，阳明阳土，得阴自安，以脾喜刚燥，胃喜柔润也"，临证凡遇禀质木火之体，患燥热之症，或病燥热伤肺胃阴津而致虚痞不食，舌绛咽干，心烦不寐，肌肤燔热，便不通爽，都从胃阴虚论治，以甘平、甘凉濡润胃津，降通胃腑，所创养胃生津的益胃汤等方，皆是被临床医家久用不衰的名方。叶氏养胃阴为重，与东垣升脾阳为主，二者有机结合使脾胃学说在阴阳、气血、升降、燥湿、刚柔等诸多方面更趋于完善，从而给后世治疗脾胃病开辟了更广阔的道路。叶天士补充了胃阴学说，又发展了李东垣调脾胃以安五脏之学。

二、强调脾胃分治

　　叶氏善理虚证，临证重视脾胃，对李东垣的《脾胃论》推崇备至，认为"内伤必取法于东垣"，而对东垣详于升脾而略于降胃之偏颇，主张脾胃分治。脾胃虽同属中土，但其阴阳属性不同，他在《临证指南医案》中指出，脏宜藏，腑宜通，脏腑之体用有殊也。胃主受纳，脾主运化，胃降则和，脾升则健。脾喜刚燥，胃喜柔润，这是叶天士对脾和胃生理功能的高度概括，也为脾胃分治奠定了理论基础。

叶氏强调脾胃分治，除了以上脾胃特性有所不同，还因为脾胃临证表现、用药特点有所差异。脾之病主症：不知饥，早饱，口干不欲饮，大便溏泄，头重如裹，消瘦乏力，腹胀，肢体沉重等。胃之病主症：消谷善饥，饥不欲食，嗳气反酸，大便干燥，口干口臭等。因其主症迥异，叶氏治脾提出了"甘守津还"，脾阴亏虚不能为胃行其津液，多用山药、茯苓、扁豆、麦冬甘淡之品滋养脾阴。脾阳虚损，多因湿邪困脾，不在补益，而在运化，多用砂仁、神曲、丁香、谷芽等。叶氏治胃提出了"甘凉濡润"保护胃阴之大法，多用石斛、沙参、生地、天花粉、玉竹等，益胃而不呆滞，清胃而不损胃阴。同时指出，益胃阴药物不能补胃阳，二者不能混淆，所以多用半夏、陈皮、厚朴、生姜等治疗胃阳不足。

综上所述，叶天士在创立胃阴学说和脾胃分治两方面为后世医家作出了重要贡献，也为未来脾胃学说的完善和发展打下了坚实的基础。

第五节　博采众家

脾胃学说创始于《内经》、发展于仲景、形成于东垣、充实于叶桂。然而几千年来历代医家对脾胃学说的形成和发展，均起到了不同程度的推动作用。各家之学说及名言警句对后世医家的脾胃观皆起到了锦上添花之效。

一、孙思邈提出"五脏不足，求于胃"

孙思邈提出"五脏不足，求于胃"，指出调治脾胃可使"气得上下，五脏安定，血脉和利，精神乃治"。《素问·五脏别论》曰："所谓五脏者，藏精气而不泻也，故满而不能实。六腑者，传化物而不藏，故实而不能满也。所以然者，水谷入口，则胃实而肠虚；食下，则肠实而胃虚。"胃者，水谷之海，六腑之大源。五味入口，藏于胃，以养五脏气，气口亦太阴也，是以五脏六腑之气味，皆出于胃，变见于气口。由此可见，孙思邈早在千年前就已经认识到五脏六腑与脾胃之间是气血相互资生，脾胃气血充盈五脏安定无病，脾胃气血亏损，五脏百病由生。

二、李中梓提出"脾胃后天之本"

李中梓在《医宗必读》中云："善为医者必责根本，而本有先天后天之辨""后天之本在脾，脾应中宫之土，土为万物之母"，说明李中梓以脾胃为后天之本，在于"安谷则昌，绝谷则亡"，与《内经》"人以水谷为本"是一致的。所谓"胃气一败，百药难施"，与李东垣"百病皆由脾胃衰而生"之说也是一致的。总之，脾胃有消化饮食、摄取水谷精微以营养全身的重要作用，是一个很重要的脏器，是营养的源泉。因此，人体后天的营养充足与否，主要取决于脾胃的共同作用。所以，称脾胃为后天之本。

三、张景岳完善脾胃与各脏腑的辨治

张景岳以温补派而著称，对脾胃与五脏的关系进行了较全面的论述。他指出，"脾为土脏，灌溉四旁，是以五脏中皆有脾气，而脾胃中亦有五脏之气"，提出"善治脾者，能调五脏即所以治脾胃也，能治脾胃使食进胃强，即所以安五脏也"。他还着重阐述了"调五脏以治脾胃"的观点，"肝邪之犯脾者，肝脾俱实，单平肝气可也，肝强脾弱，舍肝而救脾可也；心邪之犯脾者，心火炽盛，清火可也，心气不足，补火生脾可也；肺邪之犯脾者，肺气壅塞，则泄肺以苏脾之滞，肺气不足，当补肺以防脾之虚；肾邪之犯脾者，脾虚则肾能反克，救脾为主，肾虚则启闭无权，壮肾为先"。这些论述补充了孙思邈"五脏不足，求于胃"及李东垣调脾胃以治五脏之说。

四、薛立斋首倡"脾统血"

薛立斋在《薛氏医案》中说："心主血，肝藏血，亦能统摄于脾。"其强调脾的统血作用是以脾主运化为基础的，脾气健运，气血充足，统摄力强，则血行脉中，而不溢出脉外。现代中医论述的脾统血主要是以薛立斋论述为主导，认为脾统血是以"摄血"为主，根据《血证论》中提出的"脾统血"包括"生血、行血、摄血、贮血"考虑，薛立斋的论述尚需完善。

五、诸医家倡脾阴

王纶在《明医杂著》中曰："人之一身，脾胃为主。胃阳主气，脾阴主血，胃司受纳，脾司运化，一纳一运，化生精气，津液上升，糟粕下降，斯无病矣……近来论治脾胃者，不分阴阳气血，而率皆理胃，所用之药，又皆辛温燥热、助火消阴之剂，遂致胃火益旺，脾阴愈伤，清纯中和之气变为燥热，胃脘干枯，大肠燥结，脾脏渐绝，而死期近矣。"

杨仁斋在《仁斋直指方论·病机赋》中曰："胃阳主气，司纳受，阳常有余。脾阴主血，司运化，阴常不足。胃乃六腑之本，脾为五脏之源。胃气弱则百病生，脾阴足而万邪息。"

盛寅在《医经秘旨·治病必求其本》中曰："脾喜燥，伤于寒湿则不能磨水谷，宜术、附以温燥之。然脾阴不足而谷亦不化，又不可以温燥为治。"

杜文燮在《药鉴·病机赋》中曰："胃阳主气，司受纳，阳常有余。脾阴主血，司运化，阴常不足。胃乃六腑之本，能纳受水谷，方可化气液。脾为五脏之本，能运化气液，方能充荣卫。胃气弱则百病生，脾阴足而诸邪息。"

缪希雍在《先醒斋医学广笔记》中说："胃气弱者则不能纳，脾阴亏则不能消，世人徒知香燥温补为治脾虚之法，而不知甘凉滋润益阴之有益于脾也。"

周慎斋《慎斋遗书·虚损门》云："用四君加山药，引入脾经，单补脾阴，再随所兼之证而用之，俟脾之气旺，旺则上能生金，金转能生水，水升而火自降矣。"

清代名医吴澄指出："古方理脾健胃，多偏胃中之阳，而不及脾中之阴，然虚损之人为阴火所灼，津液不足，筋脉皮骨皆无所养，而精神亦见羸弱，百症丛生焉。"同时，吴澄制定了理脾阴止方。脾阴之理至此而明，脾阴之治，至此而立。他提出的治疗脾阴不足的原则有：①从脾治疗须分阴阳：脾阳虚以温补为主，脾阴虚以清补为主。②理脾阴之法因人因证而异：临床上多是脾气阴两虚兼夹其他脏腑病变，所以创制了"中和理阴汤"滋脾健胃。③治疗脾阴不足多选用甘淡平补之品：如山药、扁豆、莲肉、玉竹、生薏苡仁等补而不燥、滋而不腻。这些补前人未尽之余蕴，为后世医家治疗中医虚损证提供了更丰富全面的经验，吴澄也成为自清代以来发展脾阴学说最为核心的人物。

六、当代形成脾阴学说

汤一新教授研究脾阴虚数十年，先后发表脾阴相关论文八十余篇，如《试论脾阴虚》《试论脾阴虚及其临床意义》《脾阴虚、胃阴虚证治差别》《脾阴虚、脾气虚证治差别》等，得到了中医界极大的关注。

1992年8月，汤一新教授与重庆中医研究所安浚合写的《中医脾胃学说研究》经数易其稿，由科学技术文献出版社出版，当时的卫生部长崔月犁亲自作序并题写书名，这是自金元时期李东垣创立脾胃学说以来的第一部脾阴学说专著。

南京医学院（现南京医科大学，下同）贝叔英教授在20世纪80年代后期带的三届研究生，都以汤一新的脾阴虚论文作为研究对象，他们研究的结论是：汤一新提出的论点，都能从现代医学中得到证明。1991年，汤一新与南京医学院等国内外医学院校十余人联合组成了"中医脾阴虚临床证治研究"课题组，汤一新担任第一研究人。这一课题，得到了当时卫生部和省市卫生部门的大力支持，获得国家自然科学基金的资助。崔月犁同志闻讯，建议课题组扩充科研协作队伍，并给予积极的支持和资助，此后卫生部领导亦非常关注研究进展情况。

2001年6月《中医脾阴虚临床证治》课题报告胜利完成了，并通过了国家级的专家鉴定。其创新点在于创建了脾阴虚证的诊断标准和鉴别诊断标准，确定了脾阴虚作为独立证型的地位，把脾阴虚证与胃阴虚证、脾气虚证清楚地鉴别开来；创建了补养脾阴的治法体系，确认了"甘淡平补"为滋养脾阴的大法，创拟了适应于脾阴虚主证和相关兼证的五大分类治法；首次采用现代实验手段研究并探明了脾阴虚证的客观病理学改变，初步揭示了脾阴虚的本质。它为滋养脾阴法的推广应用提供了坚实的客观科学依据，丰富和拓展了中医藏象理论。中国工程院院士、鉴定技术负责人董建华在鉴定结论中指出："该项目是几十年来中医界不可多得的重要成果之一。它填补了国内外脾阴虚理法方药体系和脾阴虚证客观化研究领域的空白，成为脾胃理论形成完整体系的一个里程碑，在脾胃理论的临床实践乃至在医学科学史上都将产生深远影响，社会效益和经济效益是无可估量的。"

本章小结

本章论述主要从《内经》开始发掘脾胃形成的源流，其中包括了解剖认识、生理特点、病因病机、疾病命名、治疗原则等。"脾胃新论"既遵照了《内经》的重要思想又秉承了"认真研读经典，用心创新提升"；按脉寻络脾胃学说奠基于仲景之圣，其弥补了《内经》只有治则无完善治法的不足，在仲景辨证论治、立方随症加减基础上，阐述了今日名老中医临证时灵活借鉴其精髓的妙用。《脾胃论》可谓是脾胃学说形成的关键所在，因此本章介绍李东垣关于脾胃的认识中，既有经典部分"内伤脾胃，百病由生"的论述，也囊括了关于脾胃湿热的探讨，笔者提出现代脾胃病"因滞而病"多见，肥甘厚味，内生湿热，此乃脾胃新论之新见解。任何学说的形成都需要众多医家的不断精心完善，叶桂在充实脾胃学说方面作出重大贡献，他所创立的"胃阴学说、脾胃分治"至今在临床治疗中起着主导作用，同时补充了李东垣注重脾阳胃阳，忽视脾阴胃阴之学术思想。脾胃学说可谓博采众家，从孙思邈、李中梓、张景岳、薛立斋，到清代吴澄，分别从不同角度阐述完善了脾胃学说体系。由衷赞叹古今医家对中医脾胃学说发展所付出的良苦用心。

第二章 脾胃学说的藏象观

第一节 脾胃为后天之本的哲学观

中医学植根于我国博大精深的古代文化沃土之中，在其理论体系和范畴的形成和发展过程中，无不受其文化、哲学及古代科学技术等整体特征的影响。"解剖"二字首见于《灵枢·经脉》，其曰："其死可解剖而视之"。这里虽然提到了解剖，但未能深入至微。在《周易》取象思维和类比推理的哲学理论指导下，解剖浅尝辄止并有机地与"黑箱"思维结合成中医特有的原创藏象观。正如汪裕雄所云："《周易》以'观象制器'的命题来解说中国文化的起源；中国文字以'象形'为基础推衍出自己的构字法；中医倡言'藏象'之学；天文历法讲'现象授时'……犹如一张巨网，笼括着中国文化的全幅领域。"（全国高等中医药院校研究生规划教材《中国古代哲学与中医学》）

中医仰观天象、气象，俯视地象、金木水火土五物之象，中取人之形象、面象、舌象、脉象等表象，远取诸物，近取诸身，结合粗浅的解剖知识，以阴阳五行为基础，将天地人三大系统整体合论，全面阐述人体的脏腑系统链，运用取象类比思维构建了藏象系统。如脾胃系统，源于解剖而又非同于现代解剖学之脾胃，是解剖、生理、病理的综合概念。《素问·太阴阳明论》曰：

"脾与胃以膜相连耳。"古人从解剖的相连，类推脾胃的功能相似、相近、相关。正如《素问·五脏生成》曰："五脏之象，可以类推。"

《内经》上穷天文，下及地理，远取诸物，近取诸身，把丰富的医疗经验与深刻的哲学交融一体，具有坚实的理论基础。纵观《内经》全书，可以清楚地看到，中医学以精气学说为基石，以阴阳学说为总纲，以五行学说为理论框架，以藏象学说为中心，从而构建了一个严密的理论体系。恩格斯曾经指出，自然科学家离开理论思维便不能前进一步，而且要思维就必须有逻辑范畴，而这些范畴又是从哲学理论中摄取来的。五脏配五行，脾脏配属于土，其说已久。谯周的《古史考》曰："太古之初，人吮露精，食草木实，穴居野处。山居而食鸟兽，衣其羽皮，饮血茹毛；近水则食鱼鳖螺蛤，未有火化，腥臊多害肠胃。"这说明脾胃病是当时的最常见疾病，已被人们所重视。《尚书大传》说："水火者，百姓之所饮食也；金木者，百姓之所兴作也；土者，万物之所资生也；是为人用。"这说明，早在周代提出的五行五种物质已被人们看成生产、生活不可缺少的东西。民以食为天，其意在于以土为万物生长之基础，以寓脾脏在人体中属于至要之脏器。《尚书·洪范》中说："水曰润下，火曰炎上，木曰曲直，金曰从革，土爰稼穑。润下作咸，炎上作苦，曲直作酸，从革作辛，稼穑作甘。"古代明哲之人根据五行的不同物理属性，采取"取象比类"的方法，对自然界的事物进行归类。万物土中生，万物归土中。土具有生长庄稼、载物和滋生的特性，就把黄色、长夏、甘味、湿润等自然现象和人体脾胃、肌肉、口唇及色、味、志、欲等进行了直观朴素的归类。《素问·玉机真脏论》说：

"五脏者皆禀气于胃，胃者五脏之本也。"此说明了脾胃属土为五脏之本，为后天之本。以上就是脾胃学说认识论的客观基础和哲学渊源。

所谓"后天之本"，是相对于"先天之本"而言的。阴阳五行学说是影响和促使"脾胃为后天之本"这一中医理论形成的文化思潮。在五行学说中，土不仅是五行中的一行，而且在五行中占据着至尊的地位。"脾胃为后天之本"是指人出生之后的营养调摄是维持生命活动的根本。要了解脾胃何以称之为"后天之本"，就必须了解脾胃的生理功能，以及这些功能在生命活动中的重要意义。

"民以食为天"说明了饮食物是人类赖以生存的支柱。《素问·平人气象论》说："人以水谷为本，故人绝水谷则死。"人体中的气、血、津液等重要物质均由食物转化而成，而食物转化为气血津液的过程极其复杂，其中脾胃是起主要作用的脏腑。饮食物从口摄入，经过食管，通过贲门而由胃受纳，所以胃有"太仓""水谷之海"之称。饮食物在胃中，经过胃气的作用，初步消化形成食糜，传入小肠进一步消化吸收。胃对饮食物的消化功能，称为"腐熟水谷"。脾的生理功能是主运化。饮食物经过胃肠的作用后，由脾进一步转化成为精微物质，中医简称"水谷精气"。水谷精气既是人体赖以生存的主要营养物质，又是形成血液的主要原料。水谷精气之所以能输布全身，又依赖于脾的运化，内而五脏六腑，外而四肢百骸，无不皆然。其实，气血的生成既赖胃的受纳腐熟水谷，又需脾主运化的功能，是两者协同配合作用的结果。《素问·奇病论》说："夫五味入口，藏于胃，脾为之行其精气。"所以称脾胃为气血生化之源。在生理情况下，脾胃为后天之根本；在病理情况下，损伤脾胃，是疾病发生的重要环节。因此，提示在治疗疾病及养生防病过程中时刻不忘维护这个"本"。顾护后天之本，以增强抗病能力。

《内经》肇始，诸代医家均明脾胃为脏腑重器之理。仲景倡"保胃气""见肝之病，知肝传脾，当先实脾"之法。孙思邈谓，"夫在身所以多疾病者，皆由春夏取冷太过，饮食不节故也"，以"常宜温食"养生。张元素云："胃者，人之根本，胃气壮，则五脏六腑皆壮。"李东垣立论"内伤脾胃，百病由生"，自此"脾胃学派"正式来到中医学舞台的中央。此后各家再有发挥，至明代末年的李中梓首次明确提出："先天之本在肾，肾应北方之水，水为天一之源；后天之本在脾，脾为中宫之土，土为万物之母。"其指出："上古圣人……见脾胃为后天之本，故著之脉曰：有胃气则生，无胃气则死。"这从理论上高度概括了脾肾在人体生命活动中的重要作用。

现代研究发现，人体内甲基基团主要来自于饮食，通过叶酸和甲硫氨酸途径添加至 DNA，因此饮食结构不合理可能会导致低甲基化状态和遗传不稳定性。食物中叶酸含量过低会出现低甲基化，过高则会出现高甲基化。通常甲基化可抑制基因活动，故人们可以通过建立健康平衡的膳食结构，以及通过食疗、干涉治疗等途径改变表观遗传变化，达到预防和治疗疾病的目的。中医学"天人相应"的观点把外界环境看成统一的整体，环境的变化可引起人自身机体平衡的改变。环境易感性与基因易感性密切相关，这从表观遗传机制受环境或营养影响可以看出，这种易感性与中医"脾为后天之本"密切相关。"脾为后天之本"正是中医理论对环境、饮食等因素与疾病易感性关系之间的高度概括。可见，脾之精气盛衰与否直接影响着后天体质的强弱与对疾病的易感性，而环境与饮食等因素对表观遗传机制的影响印证了"脾为后天之本"的科学性。

第二节　脾胃为气血生化之源的生命观

一、脾胃的生理功能

1. 脾的生理特点

每一脏腑在完成基本生命活动过程中均赖以其物质基础和生理特性，以往对于脾的生理功能更多的是阐述其生理活动，而忽略了发挥其生理活动的物质基础，所以从两方面共同阐述脾的正常功能活动。

（1）脾的物质基础

1）脾气：具有运化、升提、固摄功能。

运化：脾气在脾的运化过程中起到了推动、促进的作用，水谷精微物质和水液正常代谢过程中，脾气发挥了重要的推动作用，脾气健旺，则精微物质和津液可顺利达到五脏六腑，使其充分吸收，脾气衰弱，输布不利，则会无力推动促进散精的重要作用，同时也会造成水液停聚体内聚而为湿。

升提：脾胃居于中焦，主升主降，为气机升降之枢纽。气为阳，主升，脾气也是清阳之气，运化精微以布散，交通心肾，使心阳下降，肾阴升腾；肝气升于左，肺气降于右；肺气通调水道，肾之气化蒸腾，均以脾为枢纽。

固摄：脾气能够统摄周身血液，使之正常运行而不致溢于血脉之外。脾统血的作用是通过气摄血作用来实现的。所以脾气充足，则血不妄行。若脾气虚弱，气不摄血而溢于脉外，即所谓"脾不统血"。

2）脾阳：具有运化、温煦功能。

阳生阴长：根据阴阳属性，脾脏分为脾阳与脾阴。脾胃为后天气血生化之源，脾阳之气充足可有助化生脾阴之血。

温煦：脾阳是脾气进一步发展而来的。阳主动，产热。若脾阳温煦功能失司，中焦阳气虚衰，可见一派里寒之象，久则脾阳不振必累及肾阳虚衰，导致脾肾阳虚。

3）脾阴：具有濡养、制约、化湿功能。

濡养：脾阴系指水谷所化生的营液膏脂，亦是人体正常津液和阴血。人体的五脏六腑、四肢百骸、形体官窍都需津液和阴血的濡养。

制约：根据阴阳学说，脾阴与脾阳相互为用相互制约，在完成生理功能过程中相互影响。《医学求是》指出："阳盛者，必入阳明之腑，胃腑燥热，阳亢已极，脾阴渐亡"，所以脾阴充足反向可以制约阳热之盛。

化湿：因"脾为胃行其津液"，将化生的气血津液四布于五脏六腑，濡润脏腑，充养身体，脾阴充足使胃的正常津液得以输布，脾阴不足，不能为胃行其津液，津液停聚成湿。因此，这是脾阴更深一层的生理特性，对临床颇有指导价值。

（2）**脾的生理活动**

1）脾主运化

运化水谷：脾运化水谷的过程为胃的受纳腐熟，脾的磨谷消食，小肠的泌别清浊，各司其道；再由脾输送至全身，供应各脏腑器官的营养。中医学将脾作为消化系统的主要脏器,人体的消化功能主要归属于脾。脾运化水谷精微,维持着五脏、六腑、四肢百骸和皮毛筋骨等脏腑组织器官的生理功能。

运化水湿:指脾对水液的吸收、转输布散和排泄作用。是指脾对水液的吸收和转输,调节人体水液代谢的作用,脾的运化水湿功能,可以概括为两个方面,一是摄入到体内的水液,需经过脾的运化转输,气化成为津液,并输布于肺而布达周身;二是将全身五脏六腑吸收利用后剩余的水液输送到膀胱或皮毛,变成汗和尿液排出体外。

2)脾主升清

升清:即指精微物质的上升布散过程。经过脾的运化生成的精微物质在脾的升清作用下,上输于肺,通过心肺作用,分布到周身各处。

升提:中医认为,人体脏腑之所以能固定于正常的部位,全赖脾气主升的生理作用。因为人体支撑和连接脏腑器官是靠韧带、肌肉来完成的,脾的附属特性是"脾主肌肉",脾升功能强健,肌肉筋膜和韧带有力,保证脏腑不会下垂。实验证明,内脏下垂与脾虚的程度成正比。

2. 胃的生理特点

(1)胃的物质基础

1)胃气

元气:《灵枢·五味》指出:"五脏六腑皆禀气于胃。"人以胃气为本,所谓"有胃气则生,无胃气则死",所以胃气可称为后天之本的元气。参与整个脾胃消化吸收的功能过程。

和降:胃气以降为顺,所以脾宜升则健,胃宜降则和,脾升胃降协调工作才能共同促进饮食物的消化吸收。

2）胃阴

濡养：胃阴，即胃之津液。因其质地清轻稀薄，属于阴中之阳，故也叫"胃汁"，主要是由水谷精微化生而来，因胃为六腑之首，所以胃阴对六腑起到滋养濡润之功，对先后天之本也有充养之用。

制约：从阴阳属性划分，胃腑分为胃阴和胃阳。二者是相对为用，正常的胃阴可以制约胃阳之体的燥性，以防阳明之热燥伤津液、伤阴血，所以叶天士提出："阳明阳土，得阴则安。"

3）胃阳

化解浊阴。胃阳具有产热之功，对于外感和内生的阴寒之邪气可以使之消散，若其不旺，浊阴之邪无法消解，则停聚体内，不得化生。所以李东垣升发阳气，其治在脾；叶天士宣通腑阳，其治在胃。

（2）胃的生理活动

1）受纳和腐熟：受纳，即接受、容纳的意思。腐熟，即初步消化，形成食糜。胃的主要功能，即是接受容纳由口腔经过食管下传的饮食物，进行初步消化，形成食糜，然后向下传入小肠。

2）胃主降浊：《灵枢·阴阳清浊》："受谷者浊。"胃气以下降为顺，把初步经过消化的饮食（包括食物残渣）继续推向下行，它和脾的"升清"作用是相反相成。胃能降浊，整个六腑才能传化水谷，才能维持各种生理活动。

3）胃喜润而恶燥：胃为阳明燥土之腑，易阳亢而燥热，需津液源源不断加以滋润，如果津液不足，胃失润养，则会直接影响受纳腐熟、降浊之功。

脏腑的生理现象、病理变化均以气血为重要的物质基础，脾胃是后天气血生化之源，可见脾胃与气血津液的生成输布有着重要的联系。气血津液不仅是人体生命活动的动力源泉，还是脏腑功能活动的产物。无论古代还是现代医家对脾胃的特别重视也充分体现在其主导人体气血津液方面的重要地位。

二、气的生成赖以脾胃

中医认为，气分四种：元气——是人体最基本、最重要的气，是人体生命活动的原动力。它的化生依赖于先天肾中精气和后天水谷精气的营养。宗气——肺吸入清气与脾胃化生的水谷精微之气结合，积于胸中，谓之宗气。营气——由中焦脾胃化生，是水谷精气中精纯的部分。卫气——由中焦脾胃化生，是水谷精气中有慓疾滑利特征的部分。《素问·平人气象论》云："胃之大络，名曰虚里，贯膈络肺，出于左乳下，其动应衣，脉宗气也。"由此可见，脾胃是人体重要的生气之源。胃司受纳，脾司运化，一纳一运，生化精气。脾升胃降，纳运相得，将饮食化生为水谷精气，靠脾之转输和散精作用，把水谷精气布散全身，维持正常的生命活动。在气的生成过程中，脾胃的腐熟运化功能尤为重要。《脾胃论·脾胃虚实传变论》曰："人之所受气者谷也，谷之所注者胃也。"脾为五脏之轴，胃为六腑之首，脾胃合为后天之本，气血生化之源，在气的生成过程中起着中流砥柱的作用。

三、血的生成赖以脾胃

《灵枢·决气》曰："中焦受气取汁，变化而赤是谓血。"中医学认为"血"是由中焦脾胃生成的。《灵枢·营卫生会》曰："中焦亦并胃中，出上焦之后，此所受气者，泌糟粕，蒸津液，化其精微，上注于肺脉，乃化而为血，以奉生身，莫贵于此。"其详细阐述中焦生成血液的过程，就是从中焦脾胃受纳的水谷精微之气，通过消化吸收上精于心，又经过心的气化作用，遂变为赤色的血液，而流行于脉道中，濡养着人的机体和生命。

四、津液的生成赖以脾胃

津液是体内一切正常水液的总称，包括各组织器官的内在体液及其正常分泌物，如涕、泪、唾液、胃液等。《素问·六节藏象论》曰："五味入口，藏于肠胃，味有所藏，以养五气，气和而生，津液相成，神乃自生。"津液来源于饮食，经过脾胃的消化吸收而生成。它布散于全身，其中津渗透浸润于肌肤间，以温养肌肉，充润皮肤；液流行浸润于骨节、脏腑、脑髓间，以滑利关节，是血液的基本成分。《灵枢·天年》曰："五脏坚固，血脉和调……六腑化谷，津液布扬，各如其常，故能长久。"人之所有者，神与形也，津液既能生神，又能养形，对于人体各种生命活动的维持至关重要。

第三节 滞伤与内伤脾胃的疾病观

一、滞伤脾胃致病

1. 食滞脾胃

脾胃摄水谷而化精微，生气成血泌津液，始能滋养脏腑百骸。《灵枢·五味》云："谷不入，半日则气衰，一日则气少矣。"脾胃消磨纳化水谷，日日年年，故饮食水谷不当为脾胃受损之首责，脾胃受损皆致水谷不化，因果不一但皆为病。《素问·痹论》曰："饮食自倍，肠胃乃伤。"倍者，《说文解字》谓"古同'背'，背弃"，饮食违背了正常规律，过饱、进食不规律即影响脾胃之纳化，使饮食物不能及时腐熟和运化，阻滞于内，遂成食积，停滞中焦，而脾胃气机郁滞，纳化失常而病。《素问·脏气法时论》曰："五谷为养，五果为助，五畜为益，五菜为充。气味合而服之，以补精益气。"五谷为养育人体之主食，动物性肉食是人体营养必需的补充，蔬菜、水果有充养辅助作用。饮食失节，饮食营养欠合理搭配，或高粱厚味姿其口腹，或偏其所好饮食单一，如高热量、高蛋白食物等，"高粱之变，足生大丁"，则有积滞中焦而病，湿热内生之患。《素问·生气通天论》云："味过于酸，肝气以津，脾气乃绝……味过于苦，脾气不濡，胃气乃厚。"五味偏摄会影响营养的吸收，同时会导致脏腑功能的偏盛或偏衰，从而诱发疾病。《素问·五脏生成》曰："多食辛，则筋急而爪枯。"辛辣食物虽有除湿散寒之功，然频频食之，则耗气之害，亦有生热伤阴之虑，尤北方干燥，易炼液成痰，痰阻气机而生滞。《灵枢·师传》曰："食饮者，热无灼灼，寒无沧沧，寒温中适，故气将持，乃不致邪僻也。"此即说食物应寒热相宜，才不会损伤人体的脏腑及影响气血的运行。《素问·阴阳应象大论》言："水谷之寒热，感则害于六腑。"《灵枢·小针解》中也说："寒温不适，饮食不节，则病生于肠胃。"饮食生冷则寒凝不化为寒积食滞，中焦诸滞则有郁而化热之变。以上皆食滞为所伤，因果颠倒，脾胃之纳化失常亦必有饮食受纳、腐熟、运化失司，水谷积滞中焦。故凡治脾胃者，乃以食入能化为先，但见食滞脾胃，当消食导滞，去中焦之阻碍，则精微生成有源，气机运动得行，病始愈。治要则可仿《内外伤辨惑论》"易水先生枳术丸"之义，健脾运化与消痞化滞共用，视阴阳强弱而调之。

2. 气滞脾胃

脾胃是气机升降的枢纽，当情志内伤、痰饮瘀血食积阻滞而使气机郁滞不畅，脾升胃降功能紊乱，影响脾的水谷运化，胃的受纳腐熟，清阳不得升，浊阴不得降，临床常见胃脘痞胀疼痛或攻窜胁背，嗳气频作，遇烦恼复发或加重，胸闷食少，嗳腐吞酸，大便成形、排便不畅。脾胃气机郁滞多与肝气郁滞有联系，常用组方多在健脾养胃基础方上加减配伍疏肝理气、散结化痰的药味，如四君子汤配伍颠倒木金散、柴胡疏肝散、枳实导滞丸、半夏厚朴汤等，亦见于气逆，气逆属于气的升降失调，多是由于情志内伤、饮食不节、痰湿阻滞而以胃气上逆为主的病证，胃以降为和，《素问·宣明五气》记载，"胃为气逆，为哕"。胃失和降多见不思饮食、恶心呕吐、嗳气呃逆等。常用方剂：旋覆代赭汤、橘皮竹茹汤等。

3. 湿滞脾胃

这是津液代谢障碍，包括输布和排泄两种情况。津液的输布障碍是其在体内某一局部发生滞留，津液不化，水湿内生，酿痰成饮。导致津液输布障碍的原因涉及肺脾肝，但其中最主要的还是脾的运化功能障碍。故《素问·至真要大论》说："诸湿肿满，皆属于脾。"津液的排泄障碍，主要是指津液转化为汗液和尿液的功能减退，津液化为尿液责之肾的蒸腾气化功能，而肾的蒸腾气化功能与脾胃协同作用。故《素问·水热穴论》说："肾者胃之关也。关门不利，故聚水而从其类也。"当脾胃运化水湿失司，正常津液代谢失常，不能转输津液，聚而成湿。湿性重着、黏滞，阻遏气机，形成痰和饮停滞中焦，可致清气不升，浊气不降，而见头昏困倦，脘腹胀满，纳化呆滞。水饮停于四肢，则可使经脉阻滞，表现为肢体沉重胀痛等临床表现。常用方剂：实脾饮、五皮饮加减配伍疏理脾胃气机的药味。若脾气阴不足，失于运化水湿，则聚液为湿，如肺失宣发，不能正常敷布津液，聚而成痰湿。温病大家叶天士"甘守津还""甘淡驱湿"之法，常用甘淡之药扁豆、生山药、生白术、太子参、茯苓等治疗脾阴不足，甘寒之药石斛、麦冬、玉竹、沙参治疗胃阴不足，"甘"可使津液得以化生，甘淡之药可使体内湿气得以驱除，乃"甘淡驱湿"寓意。一般来说，滋补脾胃之阴，甘药均可生津，祛除湿气却是滋补脾阴甘淡之药，非滋补胃阴甘寒之药。所以临证时用药特点值得学习，比如治疗便秘时，将甘温之炒山药、炒白术调用甘凉之生山药、生白术，前者偏涩，后者对于脾阴不足的便秘，既可滋阴又可通便，配伍瓜蒌、麦冬、大腹皮、玄参、木香、厚朴、黄芪、升麻、决明子等，未用一味泻下药治疗便秘，彰显了中医辨证施治的经典与独特。

4. 瘀血停胃

"不通则痛"，胃脘痛可因肝气久郁化火伤阴，导致瘀血内结，病情每缠绵难愈；亦可脾胃阳虚无力，血行不畅，涩而成瘀；或阴虚不荣，脉失濡养，而致血瘀胃痛；长久胃热炽盛，迫血妄行，而使血不循经，瘀血阻滞。因此，胃痛夹有瘀血者多是久病之征。主症多见胃脘疼痛，如针刺、似刀割，痛有定处，按之痛甚，痛时持久，食后加剧，入夜尤甚，或见吐血黑便，舌质紫暗或有瘀斑，脉涩。治疗多用健脾养胃、行气活血法，常用方剂及药物：失笑散、颠倒木金散、元胡、丹参、黄芪、党参、枳壳等。血瘀之成，亦有气虚推动无力，寒凝血脉凝滞，痰瘀互结，津亏血虚等，故见刺痛不移，则活血化瘀必兼顾诸般致病的夹杂病机。

二、内伤脾胃致病

1. 脾胃气虚

由于脾胃本身禀赋不足或者劳倦内伤，饮食不节，使脾失健运，胃不受纳，水谷精微物质不能化生为精气，脘腹胀满，食后为甚，口不知味，甚至不思饮食，大便溏薄，精神不振，形体消瘦，肢体倦怠，少气懒言，面色萎黄或白，或肢体浮肿，头目眩晕，易感冒等。常用方剂：四君子汤、黄芪建中汤等。对气的固摄是脾特有的一大功能，脾主统血，脾气虚无力统摄血液正常运行而溢出脉外，所以临床可见月经过多、崩漏、便血、尿血、紫癜等。常用方剂：归脾汤、固冲汤等。

2. 脾血虚

多因营养不良、大病久病不愈、产后气血亏虚过多导致气的消耗太大，常见餐后胃脘坠胀、便后肛门下坠、腰腹坠胀、头晕昏沉、久泻久痢等胃下垂、子宫下垂、肾下垂、直肠黏膜脱垂等复杂病证。常用方剂：补中益气汤。若脾胃虚弱、饮食不足、失血过多、肾气亏虚、劳作过度等引起血虚，脾胃是后天气血生化之源，脾胃功能减弱，精微不足，生化无源，久则出现血虚。医家张锡纯在治疗上有其独特用药思路，自拟方醒脾升陷汤、理郁升陷汤，均重用黄芪，配伍甘草、白术，补益脾胃之元气。

3. 脾阴虚

脾胃之阴亦属血与津液，所以血虚对脾阴和胃阴影响甚多，一般不会提及脾胃血虚，多言脾胃之阴亏，实为脾胃阴血和津液不足之证。常见面色无华萎黄，皮肤干燥，毛发枯萎，指甲干裂，视物昏花，手足麻木，胃脘嘈杂，饥不欲食，或痞胀不舒，隐隐灼痛，干呕，呃逆，口燥咽干，大便干结，小便短少，舌红少苔，脉虚细。常用方剂：十全大补汤、归脾汤、益胃汤等。

4. 脾胃津伤

津液属于正常的脾胃之阴，脾胃津伤，脾失健运和胃失润降，纳化失职，口干唇燥，知饥而不欲食，食则干涩难咽，干呕，肌肉瘦削，面色萎黄，大便秘结，口干欲饮，甚则肉瞤动，舌燥苔干厚，脉细涩等。在治疗方面，古代医家阐述了各自独特的见地，叶天士在《脾胃论》的基础上，进一步发展柔润养胃的治则，补充了李东垣之不足。仲景急下存津，其治在胃。常用方剂如益胃汤、增液汤、沙参麦冬汤之类。

第四节　运脾调五脏，和胃畅六腑的治养观

《灵枢·五味》指出："五脏六腑，皆禀气于胃。"《景岳全书·论治脾胃》云："脾为土脏，灌溉四旁，是以五脏之中皆有脾胃之气。"脾与胃互为表里，五行属土，同居中焦，上连心肺，下及肝肾，是五脏气机升降的枢纽，五脏之中肺气宣降，肾气摄纳，肾阳蒸腾，肝气升发，心火下降，肾水上济，无不依赖脾胃升降得以协调，故脾胃升降正常，气机调畅，是五脏六腑安和的重要保证，故任何脏腑有病，皆可治疗脾胃，即"治脾调五脏，治胃安六腑"。

一、心

1. 生理特性

从中医角度看，脾胃与心的连接在于足太阴脾经由胃分出一支脉上过膈肌流注于心中与手少阴心经相接。心居横膈之上，胃居横膈之下，二者一膈之隔。《灵枢·经脉》记载："其支者，复从胃别上膈，注心中。"胃之大络，名曰虚里，贯膈络肺，出于左乳下，其动应衣，脉宗气也。心主血脉，胃为仓廪之官，脾胃为后天气血生化之源，心为母脏，脾为子脏，二者是母子关系。脾胃运化水谷之精微，散精于五脏六腑，滋养心血心气之生成，同样，心气充沛辅助脾气统摄血液之功，维持血液正常运行。心主神明，脾主思藏意，主神明，为人体精神心理活动的主要调节者。

2. 临床辨证特点

薛立斋注解《妇人大全良方》中指出："故虽心主血，肝藏血，亦皆统于脾。"补充了李东垣心之脾胃虚、肝之脾胃虚讨论之不足。临床由于思虑过度、饮食不节、病后失调等出现心脾气血不足，心神不宁，脾失健运的病理变化，常用方剂：炙甘草汤、补中益气汤、四君子汤、归脾汤、五味子汤、生脉饮等。

从现代医学角度看，临床常见的胃心综合征——它主要由胃部疾病，如胃及十二指肠球部溃疡、慢性胃炎、胃扩张、胃黏膜脱垂以及溃疡病胃后壁穿孔（包括食管或幽门狭窄、反流性食管炎）等所引起的一系列消化系统症状与反射性引起心前区不适或隐痛，少数类似心绞痛，呈针刺样或压榨样疼痛，应用扩冠药物无效，而应用解痉止酸药物可获缓解。可伴有胸闷气短症状。心血管症状随胃部疾病的治愈而消失。同样，部分心梗病人会在发病前后一段时间伴有胃病症状，往往容易被忽略。

二、肺

1. 生理特性

从中医角度看，手太阴肺经，起于中焦，下络大肠，还循胃口，通过膈肌，属肺，肺胃在经络上有紧密联系。肺为阳中之太阴，脾为阴中之太阴，二者同属太阴。脾为湿土，胃为阳土，肺为燥金，脾胃与肺燥湿相济，构成脾与肺之间的重要关系。从气的生成看，肺吸入自然界的清气，脾胃是气血的生成之源，二者共同组成人体的宗气。肺主通调水道，脾主运化水湿，二者共同参与水液的输布和代谢，脾运化水谷精微的功能需要依靠肺朝百脉的作用协同完成，使水谷精微布散全身，达到濡养目的。肺主宣发与肃降，即助脾气升清与散精，又助胃气降浊与通调水道。

2. 临床辨证特点

肺为金，脾胃为土，五行属于相生关系，脾气虚多累及肺气虚，母病及子，常用培土生金之法，肺气虚弱，需要补肺气时不忘健脾胃。《金匮要略·肺痿肺痈咳嗽上气病脉证治》曰："肺痿吐涎沫而不咳，其人不渴，必遗尿，小便数，所以然者，以上虚不能制下故也。此为肺中冷，必眩，多涎唾，甘草干姜汤以温之。"干姜、甘草，辛甘化阳，实为扶脾胃之阳气，亦是培土生金之意。临床治疗慢性气管炎、哮喘等肺系疾病多秉承"培土调中"。李东垣提出"肺之脾胃虚"，其升阳益胃汤中柴胡、防风、羌活、独活及二陈汤均是燥湿和胃，又加入党参、黄芪、甘草、白术等健脾补肺。临床常用的玉屏风散，在治疗反复易发感冒时，也是考虑到肺气久虚责之于脾气不足。脾主运化水湿，肺朝百脉、主治节功能失常，则津液不化，水湿停聚成痰，上渍于肺发为喘咳，下流于其他部位发为痰饮，所以说"肺为贮痰之器，脾为生痰之源"。同时，脾有生血统血之功，肺气可助脾气生血摄血，因脾气虚而致吐血，其用麦冬、五味子加补中益气汤熬服，立可止血，因麦、味养肺阴，敛肺气，通过补益肺气帮助脾气增强其摄血之功。

三、肾

1. 生理特性

从中医角度看，脾胃与肾的联系主要在经络上，《医林改错》记载，咽"即胃管之上口"。咽为胃之外候，与食管相连，贯连胃腑，足阳明胃经沿咽喉下行，足少阴肾经从肺而上循喉咙夹舌本。可以看出，脾胃与肾在咽喉处有经络相连，自然在疾病发生上亦可互相影响。脾胃和肾，一在中焦，一在下焦。肾藏精，主水，主纳气，主人体之元气，为先天之本。脾胃运化受纳水谷精微，也主人体之元气，即胃气，为后天之本。肾与脾胃是相互资助、相互依存的。肾的精气有赖于水谷精微的培育和充养，才能不断充盈和成熟，而脾胃转化水谷精微则必须借助于肾的元阴元阳资助。所以李东垣在《脾胃论》中提出"肾之脾胃虚""元气非胃气不能滋之"。后世有了"非精血无以立形体之基，非水谷无以成形体之壮"之说法。《素问·水热穴论》曰："肾者，胃之关也，关门不利，故聚水而从其类也。上下溢于皮肤，故为胕肿。胕肿者，聚水而生病也。"《素问·经脉别论》说："饮入于胃，游溢精气，上输于脾；脾气散精，上归于肺；通调水道，下输膀胱。水精四布，五经并行，合于四时五脏阴阳，揆度以为常也。"人体内的水液代谢，首先来源于胃受纳的饮食水谷，再通过脾的转输，肺的宣发肃降、通调水道，以及肾的蒸腾气化等多个脏腑共同参与下而完成。这即是对水液代谢过程的高度概括。

从现代医学角度看，肾脏有内分泌功能，可分泌活化及代谢多种激素，脾脏的免疫、造血、防止衰老功能与肾脏也息息相关，肾脏内分泌功能紊乱可引起提前衰老。脾的造血、储血、滤血能力下降也可引起衰老加速，所以，现代医学关于脾肾的功能也是互根为用，有着十分紧密的联系。

2. 临床辨证特点

脾胃和肾之为病常相互传变，脾病及肾，肾病传脾。脾肾同病多为虚证，一般是阳虚为主，损之脾阳伤之肾阳，亦可见脾肾阳虚。二者为先后天之脏，所以二者同病可同时治疗，先天补后天，后天补先天。脾属土，肾属水，因此说土克水。但是土有湿燥之分，脾属湿土而胃属燥土。湿土是不能制水的，因为湿土不仅不能制水，相反更能助水。只有燥土才能制水。因此，要肾水不致泛滥成灾，必须有充足的胃阳，如果胃阳不足则土不能制水，而水为病，溢于肌肤发生水肿。肾中有一个肾水，还有一个命火，就产生了"命火生脾土"之说。如唐容川所述因命火虚引起脾虚不能生血的理论，临床常见肾性贫血，因精血同源，则在改善贫血过程中配伍健脾补气药味，比如山茱萸和白参，一味补肾，一味补脾胃之元气，恢复贫血效果显著。六味地黄汤为补肝肾方剂，其中就用了补脾的山药、茯苓。固肾涩精的金锁固精丸中也用了健脾的芡实。常用的脾肾双补药味有：山药、人参、黄芪、补骨脂、肉苁蓉等。常用方剂有：左归丸、右归丸、参苓白术散、大补阴丸、四逆汤等。

四、肝、胆

1. 生理特性

从中医角度看，脾胃与肝胆同居中位。《灵枢·经脉》曰：
"肝足厥阴之脉，起于大指丛毛之际……交出太阴之后……夹胃，
属肝络胆，上贯膈，布胁肋。"肝胆紧邻膈下，与脾胃相依。《金
匮要略·脏腑经络先后病脉证》云："夫治未病者，见肝之病，
知肝传脾，当先实脾。"脾胃和肝胆在生理功能上相互为用，相
辅相成。首先，肝主疏泄之功能可以促进胆汁的正常分泌，有助
于脾主运化、胃主受纳腐熟功能顺利完成。其次，肝藏血，脾统
血，脾统摄血液正常可以保证肝的藏血量，脾亦可防止血溢脉
外。再次，脾胃为气机升降之枢纽，肝胆主一身气机之升降出
入，肝气调达通畅出入有节，有利于脾胃气机升降，脾胃气机升
降有序有助于肝胆疏泄。

从现代医学角度分析，脾主要是造血、免疫、防止衰老；肝
是代谢、生成胆汁、解毒、免疫、凝血；胃主要是参与消化食
物。由此看来，肝脾在免疫方面有共同性，肝胃因胆汁分泌而同
时影响人体的食物消化，这一点与中医有相通之处。其实，脾的
免疫功能与中医提出的"脾胃为后天气血生化之源"毫不矛盾，
相辅相成，人体免疫功能增强亦是气血旺盛，正气充足。

2. 临床辨证特点

肝、胆、脾、胃在五行上分属阴木、阳木、阴土、阳土，木
土两脏腑在生理方面维持着正常协调的关系，但在病理情况下这
种协调关系变为不和，可能出现一系列病证，即肝郁脾壅、肝郁

脾湿、肝郁脾虚、肝气犯胃、肝气乘脾、肝脾两虚等。在某种临床致病因素作用下，若肝气疏泄调达不畅，导致肝气郁结，木克土，影响脾胃正常的升降纳运功能，使饮食水谷输布障碍，出现中焦壅满，导致肝郁脾壅；也可影响脾在运化水湿方面的功能，导致肝郁脾湿；久之脾不能升清，不能转输精微物质至五脏六腑，出现气血虚损，导致肝郁脾虚和肝脾两虚证。

在临证用药时，治疗脾胃疾病多配伍疏肝解郁中药或方剂，比如逍遥散、四逆散、左金丸、颠倒木金散等治疗慢性胃炎、萎缩性胃炎、胆汁反流性胃炎、肠上皮化生、消化性溃疡等。同样，治疗肝胆疾病配伍健脾和胃中药和方剂，比如四君子汤、平胃散、藿朴夏苓汤等治疗慢性肝炎、早期肝硬化、肝胆肿瘤等。

五、肠

1. 生理特性

从中医角度看，脾胃与肠的形态连接在《医纲总枢》有记载："形如犬舌，状如鸡冠，生于胃下，横贴胃底，与第一腰骨相齐，头大向右至小肠，尾尖向左连脾肉边，中有一管斜入肠，名曰珑管。"从经络走行看，手阳明大肠经、手太阳小肠经均与胃经有连接络属。《素问注证发微论》记载："小肠居胃之下，脾之运化，赖以受盛，而凡物之所化者，从是出焉。"可见脾胃与小肠关系密切，二者共同完成化物功能，"脾气化而上升，小肠濡化而下降，故曰化物出焉"。饮食物入胃受纳，经其初步消化后传入小肠，小肠将其转化为水谷精微，进行分清别浊，精华转输于脾，脾气散精，布散于五脏六腑，糟粕传入大肠，胃脘受纳、小肠泌别、脾土布散，互相辅助，完成人体基本的消化吸收过程。由于众多医家医著都比较关注论述脾胃的重要性，而很少提及小肠的功能作用，所以形成了重脏轻腑的思想，重脾轻肠之态。《素问·灵兰秘典论》云："大肠者，传道之官，变化出焉。"大肠排泄糟粕，吸收部分水分。大肠本腑以津液为体，以气为用，体阴而用阳，肛门之开合赖以肺气的宣发和脾胃之气的升降。

2. 临床辨证特点

脾胃与大小肠之间的病理变化正如李东垣《脾胃论》所述："大肠主津，小肠主液，大肠小肠受胃之荣气，乃能行津液于上焦，灌溉皮肤，充实腠理，若饮食不节，胃气不及，大小肠无所禀受，故津液涸竭焉。"其说明了胃气充足与否，对大小肠功能正常发挥起着重要作用，胃气不及，受纳失司，小肠功能紊乱；小肠病久则可见寒热虚实夹杂之象，形成"胃热肠寒"，影响胃之降浊功能。同时，小肠与脾亦密切相关，脾虚不足以运化水谷和水液，小肠无精微物质所养，其泌别清浊、转运水谷功能下降，导致"脾病及肠"，小肠被寒凉所伤，也会使脾阳受损，导致"肠病及脾"。大肠主液，津液不足则便秘，水湿过多则泄泻，中医的脾胃观其实是一个整体观，亦包括大小肠。所以仲景《伤寒论》中"阳明腑实证"实为阳明胃经和大肠津液不足，燥屎内结，伴有的神昏谵语亦是二者浊气冲逆之象。临床常用参苓白术散、健脾丸、四神丸、三承气汤、增液承气汤等治疗脾胃肠病。

从现代医学角度看，脾胃肠的病变即是消化系统的病变，常见病种有胃炎、消化性溃疡、胃癌、十二指肠炎、胃肠易激综合征、急慢性肠炎、吸收不良综合征、急性出血坏死性肠炎、结肠癌、直肠癌、直肠黏膜脱垂等。在治疗方面还是秉承西医治疗理念，局部消炎止痛，酌情手术。以上疾病在中医治疗体系中有着明显的优势，健脾益气、清热解毒、活血化瘀等方法，不但可以有效解决患者的症状，提高生活质量，还可以使部分癌前病变逆转，由于中医中药的介入，大大降低了临床消化道肿瘤术前术后放化疗中的毒副作用，特别突出了脾胃系统在提高人体免疫力、恢复正气方面是毋庸置疑的。

六、运脾调五脏

五脏属阴，具备"藏"之性，共同构成人体的主要生理功能是生化和贮藏气血、津液、精气等精微物质，主持复杂的生命活动，具有"藏精气而不泻也，故满而不能实"之特性。脾者，主运化、司统血，水谷精微赖其输布，乃气血生化之源，可濡养人体之脏腑百骸，故李中梓谓："后天之本在脾，脾为中宫之土，土为万物之母。"《医贯》谓："夫五脏六腑之精，皆禀受于脾土。"五脏乃生化、贮藏生命精微之所，气血津液者皆来源于脾所运化之水谷精微；亦为气血津液所濡养，阴阳俱充，方能藏化各所主之精微。《杂病源流犀烛》谓："脾统四脏，脾有病必波及之，四脏有病亦必有待养脾。故脾气充，四脏皆赖煦育，脾气绝，四脏安能不病。昔人云：后天之本绝，较甚先天之根绝，非无故也。凡治四脏者，安可不养脾哉。"心主血脉，脾为气血生化之源。心血赖脾气转输的水谷精微以化生，心气的推动和脾气的统摄协同使血液行于脉中而不溢。肺司呼吸而吸纳自然清气，脾主运化而化生水谷精气，二者相合乃化生宗气。脾能助肺而益气，肺所需之津气，赖水谷精微充养，故脾气的强弱影响肺气之盛衰。肝藏血，脾生血统血，脾气健运，则血之化源充足，则肝有所藏，肝血充足。脾主运化水谷精微，化生气血，为后天之本；肾藏精，为先天之本。《医述》谓："先天为后天之根。"脾的运化，必须得肾阳的温煦蒸化，始能健运。肾精赖脾运化之水谷精微充养，方能充盛。故《医门棒喝》谓："脾胃之能生化者，实由肾中元阳之鼓舞，而元阳以固密为贵，其所以能固密者，又赖脾胃生化阴精以涵育耳。"肾为水脏，司气化，代谢水液，其开合之功，赖于脾气制约，谓"土能制水"。故脾运化精微滋养诸脏则健，脾虚不能充养诸脏则病。如《脾胃论》曰："大抵脾胃虚弱，阳气不能生长，是春夏之令不行，五脏之气不生。"《灵枢·本神》曰："脾气虚则四肢不用，五脏不安。"《素问·六微旨大论》曰："升降出入，无器不有。故器者生化之宇，器散则分之，生化息矣。故无不出入，无不升降。"人体的气处于不断的运动之中，推动人体的生理活动。《素问·六微旨大论》云："非出入，则无以生长壮老已，非升降，则无以生长化收藏。"气之升降出入的运动一旦停止，生命则止。故《素问·六微旨大论》曰："出入废则神机化灭；升降息则气立孤危。"《素问·刺禁论》曰："肝生于左，肺藏于右，心部于表，肾治于里，脾为之使，胃为之市。"其谓心肺在上宜降；肝肾在下宜升；脾居中通连上下而斡旋气机，为升降之枢。《类经》云："夫所谓枢者，开阖之机也。开则从阳而主上，阖则从阴而主下，枢则司升降而主乎中者也。"五脏贮藏精气，宜升；六腑传导化物，宜降。就五脏而言，脾升清则精微乃化气血，输布脏腑而生机活跃。《素问·太阴阳明论》曰："脾者土也，治中央，常以四时长四脏，各十八日寄治。"脾主四时而强生命，仲景谓"四季脾旺不受邪"。总言之，"脾，镇黄庭，磨水谷，以养四脏"（《医学入门》）；"夫气之功用，全赖脾土为之转运，土旺而气乃周流四体"（《三指禅》）。是故仲景以甘草干姜茯苓白术汤温脾以暖肾治寒湿着肾之肾着证；以甘麦大枣汤补脾生血养心治脏躁；以甘草干姜汤健脾益气、温中祛寒治虚寒肺痿。《脾胃论》载"调养心神安治脾胃论"，《内外伤辨惑论》有"肺之脾胃虚方""肾之脾胃虚方"以及"重明木郁达之之理"，各篇阐释脾胃与四脏之理。以上乃"运脾调五脏"之理。

五脏乃阴之属，脾为至阴，藏精气而不泻，静之性，脾之用在于运化，动之性。万物恒动，脾虽藏者，运动乃为用，呆滞则必病。脾病者，失其用，则精微难生、津液不化。故治脾者，补脾并非目的，以复脾之运为要。运脾之法当从脾体、用而施之，谓之运脾六法，即健运、通运、升运、疏运、温运、滋运。健运者，益气以复其运；四君子汤可用，治在脾气虚衰。通运者，消滞以复其运；当以滞之性而分治，枳实消痞丸可用，治在滞留中焦。升运者，升发以复其运；补中益气汤可用，治在气虚不升。疏运者，理气以复其运；四逆散可用，治在肝郁脾虚。温运者，温中以复其运；建中汤、理中丸可用，治在气虚及阳。滋运者，润泽以复其运；甘淡方可，缪氏资生丸可用，治在阴虚不濡。此六运者，皆在于复脾之运。然脾病及他者，或心脾，或脾肾，或肝脾等，则分清标本，但治在脾，亦运脾为要。

七、和胃畅六腑

六腑属阳，具备"动"之性，共同构成人体的主要生理功能是受纳腐熟水谷和传化排泄糟粕，具有"传化物而不藏也，故实而不能满"之特性。六腑须保持通畅，才能保障机体获得外界的精微物质，以及排泄代谢产物。六腑在生理上相互联系，在病理上也相互影响。《灵枢·平人绝谷》云，"胃满则肠虚，肠满则胃虚，更虚更满，故气得上下"，以胃肠例言诸腑之传化，故六腑之中一腑的不通，必然会影响水谷的传化，导致其他腑的功能失常。胃主通降是指胃之气机下降通畅的生理特性。《素问·五脏别论》曰："水谷入口，则胃实而肠虚；食下，则肠实而胃虚。"此即饮食入于胃，由胃之腐熟、初步消化之后，下行入小肠，再由小肠之分清泌浊，其浊者下移于大肠，然后变为粪便排出体外，从而保证了胃肠虚实更替的状态。《类证治裁》云："六腑传化不藏，实而不能满，故以通为补焉。"若六腑不通则饮食滞中，糟粕不泻，气机不畅，而见腹胀疼痛、二便不通等症。如食积胃脘，则脘胀疼痛、纳呆不饥、恶心呕吐；胆腑不通，则胁胀疼痛、纳呆食少；大肠传导不利，则大便秘结、腹胀疼痛等。脾胃居中，为人体气机升降的枢纽。若胃气不降，不仅导致中焦不和，影响六腑之通降，进而致全身的气机升降不谐而病。"承气"为仲景承顺胃气之剂，胃气降则痞满燥实去。脾胃居中，为人体气机升降的枢纽，非但诸腑气机赖之，右肝胆、左胰腺的气机条畅亦赖胃肠之通畅。若胃气不和，不仅导致中焦不通，影响六腑之通降，亦呆滞三焦上下通达。《伤寒论·辨脉法》云："三焦相溷，内外不通。上焦怫郁，脏气相熏，口烂食断也。中焦不治，胃气上冲，脾气不转，胃中为浊，营卫不通，血凝不流。"此致全身的气机升降不谐而病。"腑以通为用"，当通降胃气为先。胃腑属阳以动为之用，升降失常则失其用，亦致脏腑气机失调，但复其顺、降、动、通之用则为其治，"过犹不及"，故不言通胃，而言和胃，谓之"和胃畅六腑"。

《脾胃论》曰："夫脾者，阴土也，至阴之气，主静而不动；胃者，阳土也，主动而不息。"脾虽主静，然运化升清之功，则为动；胃虽主动，然胃气和顺之常，则为静。故动、静二者，相对而言，升降存乎中。脾之运化有功，方气血津液有源，输布滋养脏腑百骸，故无论脾阳、脾阴、脾气，治脾非独升补，更在于运脾。脾治者，运化升清；治脾者，复脾"运"为效。胃之受纳通降有功，方饮食入而糟粕出，故无论胃阴、胃阳、胃气，更在于通降。胃治者，受纳通降从；治胃者，治胃非独和顺，复胃"和"为效。脾胃升降者，亦不可各自为政，当升降相当，相谐乃为常德。

八、养护脾胃

滞伤及内伤脾胃，乃生百病。见病治之者，元气既损，治之图复，此如刀兵戮城，灭贼再建，即使圆满亦不如既往之固，何如御病于先而避之。《素问·四气调神大论》曰："是故圣人不治已病治未病，不治已乱治未乱，此之谓也。"《难经·七十七难》则云："所谓治未病者，见肝之病，则知肝当传之与脾，故先实其脾气，无令得受肝之邪，故曰治未病焉。中工者，见肝之病，不晓相传，但一心治肝，故曰治已病也。"仲景承之，有"见肝之病，知肝传脾，当先实其脾"之论，其创六经辨证、辨病脉证治之法，俱以"保胃气""存津液"为要，并多药后"糜粥自养"，皆"治未病"之义。《金匮要略·脏腑经络先后病脉证》云："若人能养慎，不令邪风干忤经络……更能无犯王法、禽兽灾伤；房室勿令竭乏，服食节其冷、热、苦、酸、辛、甘，不遗形体有衰，病则无由入其腠理。"此乃阐未病先防之理。

内伤脾胃为东垣立论之核心，其以诸般所伤，脾胃虚衰，元气不备，百病乃生，即如《脾胃论·阴阳升降论》所云："此说人之不避大寒伤形，大热伤气，四时节候更改之异气，及饮食失节，妄作劳役，心生好恶，皆令元气不行，气化为火，乃失生夭折之由耳。"东垣以脾胃为根本，擅用温补，健脾和胃，固护元气为治要，亦详述养护脾胃之法。《脾胃论·脾胃虚实传变论》即言："至于五味，口嗜而欲食之，必自裁制，勿使过焉，过则伤其正也。"其提出五味偏嗜会损伤脾胃脏腑之正气。《脾胃论·脾胃将理法》则云："白粥、粳米、绿豆、小豆、盐豉之类，皆淡渗利小便。"以其"大泻阳气"不宜常服，小便利者尤忌。其又云："忌大咸，助火邪而泻肾水真阴；及大辛味，蒜、韭、五辣、醋、大料物、官桂、干姜之类，皆伤元气。"以真水衰极，阴火灼土者，忌大咸大辛味，恐其泻真阴助火邪伤阳气；更有春疾加风药，夏疾加寒药，秋疾加温气药，冬疾加大热药，以"不绝生化之源"。《脾胃论·肺之脾胃虚论》则谓服升阳益胃汤后"若喜食，初一二日不可饱食，恐胃再伤，以药力尚少，胃气不得转运升发也。须薄滋味之食，或美食，助其药力，益升浮之气，而滋其胃气也，慎不可淡食，以损药力"。其嘱病初减者不可饱食，而宜清养胃气，并言："若胃气少觉强壮，少食果，以助谷药之力；经云：五谷为养，五果为助者也。"此即以鲜果、坚果助养胃气。劳倦伤脾，东垣亦谓适当活动能够帮助脾胃纳化之功，故又云："可以小役形体，使胃与药得转运升发，慎勿大劳役，使复伤。"《脾胃论》中关于摄养则述："忌浴当风，汗当风……睡不安，则宜少食；饱而睡不安，则少行坐……遇天气更改，风寒阴晦，宜预避之。大抵宜温暖，避风寒，省语，少劳役为上。"诸法以趋利避害，尤其"或大热能食而渴，喜寒饮，当从权以饮之，然不可耽嗜，如冬寒喜热物，亦根据时暂食"，当今不论盛夏隆冬冰饮热汤皆无度之风应以之为戒。东垣亦谓"远欲""省言箴"以养元气，为淡泊情志之义。

总之，养护之义当从饮食、劳倦、情志、外感诸方面进行预防保健。此如《脾胃论·天地阴阳生杀之理在升降浮沉之间论》云："若夫顺四时之气，起居有时，以避寒暑，饮食有节，及不暴喜怒，以颐神志，常欲四时均平，而无偏胜则安。"

本章小结

本书定名为《脾胃新论》，然"新"之义，须在脾胃传统论述的理法方药、医理文献中探寻其更符合现代疾病治疗的辨证思路与方法。"脾胃为后天之本"的理论基础可谓是其在中医药学中的"名片"。本章看似阐述的是常见脾胃特点，但其具体内容所用的思维方法却不同于以往的思路。四节内容各有侧重，将脾胃为后天之本的哲学观、气血津液的化生、内伤及滞伤脾胃致病、运脾调五脏、和胃畅六腑的治法，从我们以往的理论思维中得以创新和发挥，大大拓展了脾胃作为一个"系统论"与人体内外环境的互动变化，而这个互动变化与临床实践、指导疾病治疗密不可分。

参考文献

［1］危北海.中医脾胃学说应用研究［M］.北京：北京出版社，1993.

［2］秦玉龙，尚力.中医各家学说［M］.北京：中国中医药出版社，2016.

［3］徐丹生."胃气"是脾胃共同生理功能的概括［J］.中医药学报，1988（4）：51.

[4] 柴瑞震. 气血津液病变治从脾胃论 [J]. 中华中医药学刊, 2008 (2): 254-257.

[5] 刘玉兰. 整合肝肠病学·肝肠对话 [M]. 北京: 人民卫生出版社, 2014.

第三章　脾胃新论的观点探讨

第一节　脾恶湿更恶燥

脾主运化，包括运化水谷精微和运化水湿。《素问·经脉别论》曰："饮入于胃，游溢精气，上输于脾；脾气散精，上归于肺；通调水道，下输膀胱。水精四布，五经并行。"何谓"湿"？杨士瀛在《仁斋直指方》中指出："天气下降，地气上腾，二气熏蒸，此即为湿。"《伤寒论浅注补正》指出："湿者，脾之本气也，土之有湿，则为膏壤，脾秉湿气是生膏油。"

"脾恶湿"语出《素问·宣明五气》，其曰："心恶热，肺恶寒，肝恶风，脾恶湿，肾恶燥，是谓五恶。"张景岳注："脾属土，其应湿，湿胜则伤肌肉，故恶湿。"湿胜则为邪，所以恶的是湿邪，而不是湿本身。

"脾喜燥"之说，是由《素问·脏气法时论》之"脾苦湿，急食苦以燥之"演绎而来。明代医家吴崑注曰："脾以制水为事，喜燥恶湿，湿胜则伤脾土，急食苦以燥之。"其明确把脾恶湿和喜燥两个方面联系在一起。《医方考》中亦说："然脾胃喜甘而恶苦，喜香而恶秽，喜燥而恶湿，喜利而恶滞。"

其后医家，大都沿用这一说法。清代张志聪注云："脾属阴土，喜燥恶湿，苦乃火味，故宜食苦以燥之。"《临证指南医案》

华按云："太阴湿土，得阳始运，阳明燥土，得阴自安，以脾喜
刚燥，胃喜柔润也。"清代薛雪《医经原旨》亦释："脾恶湿而喜
燥，湿胜者必侵脾胃，为水谷不分濡泻之病。"

　　笔者认为，脾恶湿而喜燥这一说法是片面的。追本溯源，
《素问·阴阳应象大论》曰："中央生湿，湿生土，土生甘，甘生
脾，脾生肉。"这说明湿生土，湿土生脾，湿土生万物。王冰云：
"湿气内蕴，土体乃全，湿则土生，干为土死，死则庶类凋伤，
生则万物滋荣，此湿气之化尔。"这说明湿为脾的生理属性。正
如《灵枢·顺气一日分为四时》曰："脾为牝脏。"牝，阴也。脾
与湿同属阴性，脾土本性属湿，体阴而用阳，脾阴为脾阳的物质
基础，脾阳为脾运化功能的动力。

　　《素问·平人气象论》曰："脏真濡于脾。"吴崑注云："脾
气喜濡泽，长夏之时，脾土用事，故五脏真气皆濡泽于脾。"此
濡润之性正应湿性，故脾为湿土亦有此意，唐容川于《血证论》
即释："脾称湿土，土湿则滋生万物，脾润则长养脏腑。"

　　由此可见，正常生理状态下的脾脏就是湿润的脾阴充足才能
敷布五脏六腑、四肢百骸，濡养万物。正如王冰云："湿则土生，
干为土死。"生理状态下，脾喜濡润而恶燥。

　　病理状态下的脾阳苦于湿邪困阻，当用苦药以燥其湿。故
《素问·脏气法时论》曰："脾苦湿，急食苦以燥之……脾欲缓，
急食甘以缓之，用苦泻之，甘补之。"苦味药能燥湿邪，但苦药
又能化燥伤阴，古人云"苦寒化燥伤阴"，寒性苦药尚能化燥伤
阴，苦温、苦热之药，更尤甚乎。故《内经》特别强调"脾欲
缓，急食甘以缓之"，告诫后人，用苦药燥湿的同时，勿忘甘药
滋脾阴，以甘药和缓濡润之性，佐制苦药之燥性，防止燥伤脾

阴，体现了祛邪勿伤正，燥湿勿伤阴的千古不变的治疗大法。《素问·生气通天论》云："味过于苦，脾气不濡，胃气乃厚。"故临床用药者，当全面理解苦燥与甘缓相反相成、相佐为用的千古之明训。

杨士瀛《仁斋直指方》言："湿喜伤脾。"《临证指南医案》所谓："湿喜归脾者，以其同气相感故也。"这些均是说明在病理状态下，湿气过盛，同气相求，困阻脾阳，同时，由于脾阳不能运化，脾阴及津液不能敷布脏腑及四肢百骸，反而停滞，加重脾湿的程度。

《灵枢·营卫生会》言，"上焦如雾""中焦如沤""下焦如渎"，是指水湿在三焦的运化过程。上焦心肺朝百脉，雾者如云雾湿气弥漫，灌溉五脏六腑。中焦脾胃纳水谷，沤者浸泡腐熟转化水谷为精微，濡养五脏六腑。水谷之海岂能燥乎？

尤在泾言："土具冲和之德，乃为生物之本。冲和者，不燥不湿，不冷不热，乃能生化万物，是以湿土宜燥，燥土宜润，使归于平也。"喻嘉言在《寓意草》中谓："脾胃者土也，土虽喜燥，然太燥则草木枯槁，水虽喜润，然太润则草木湿烂。是以补脾滋润之剂，务在燥湿相宜，随症加减焉。"

所以，脾在生理状态下主湿，不恶湿，喜濡润，而恶燥。在病理状态下，恶湿邪，而喜苦性之药以燥之。同时，不论生理还是病理状态，脾都需要燥湿相宜，且不可化燥伤阴。

第二节　脾阴与脾湿的辩证关系

《素问·宝命全形论》云："人生有形，不离阴阳。"五脏皆分阴阳，脾之阴阳亦然。脾阴之论自《内经》《伤寒》肇始，兴于明清，现代再有完善，证治愈详。《素问·至真要大论》又云："诸湿肿满，皆属于脾。"湿为脾伤之患，故多有脾湿之义。古今诸家多谓之脾失健运，水聚为湿。但细辨脾阴与脾湿之性属，脾湿实为脾阴之变，二者同一；脾阴乃生理常态之属，病理状态下则变为脾湿而为病。

脾者，中土后天之本，太阴之脏，体阴而用阳。《素问·平人气象论》曰："脏真濡于脾。"张锡纯谓，"脾阴足，自能灌溉诸脏腑也"，即脾阴可灌溉濡养诸脏，而各脏阴精亦通于脾，形成荣损共存的关系，主要强调诸脏腑的结构皆依靠脾阴之濡养的重要性。

何为脾阴？《灵枢·本神》云："脾藏营。"《灵枢·营卫生会》云："营出于中焦。"营者，阴也，可知脾阴即营阴之称异。脾之功，运化水谷以成精微，输布脏腑百骸，营养周身。《灵枢·邪客》云，"营气者，泌其津液，注之于脉，化以为血，以荣四末，内注五脏六腑"，故知此化生之精微即营阴，亦即脾阴，脾阴濡养之性，充渗脏腑血脉筋骨百骸，以成平人生机之本，是生命生理活动的物质基础。唐容川解脾阴之理，其在《血证论·男女异同论》谓："所谓津液是也。"万物恒动，脾阴所以能濡养脏腑，灌注血脉，走行百骸，赖于脾气之功。脾气推动激发之功，则使此营阴得以输布，"上归于肺"后，方可"水精四布，五经并行"而对人体各组织器官进行营养补充。

何为脾湿？脾湿之义，有正邪之分。所谓正者，脾为阴中之至阴，其性湿为本气所化，为中焦湿土，故能与胃之燥土相反相成。此如尤在泾《医学读书记》中之言："土具冲和之德而为万物之本。冲和者，不冷不热，乃能化生万物，是以湿土宜燥，燥土宜润，使归于平也。"中焦脾胃二者，燥湿相宜，方可化生不已而为气血之源。此为平人之生理常态，言脾湿者为脾之性用，故谓之正。

脾湿亦为邪，此内生五邪之义，即具湿邪之性的内生之邪。湿之所生，众皆言内湿致病关键在于水液之输布运化失司，而主持人体水液代谢的脏腑，以肺脾肾为主，因此，内湿的生成与肺脾肾关系最为密切。其主要病位在于脾，脾为散输水津之源。《素问·至真要大论》曰："诸湿肿满，皆属于脾。"脾主运化水湿，若脾失健运，则水停而成内湿。脾气散精，上归于肺，肺主行水，以其宣发肃降之用，行通调水道之功，则津液得以输布于体表，下注于肾及膀胱；如若其宣发肃降功能失常，则水湿内阻，聚湿成病。《素问·水热穴论》曰："肾者胃之关也，关门不利，故聚水而从其类也。上下溢于皮肤，故为胕肿。胕肿者，聚水而生病也。"肾为水脏，其主水，气化蒸腾之用亦起到输布津液之功。然究湿之根者，为常态之津液、水液、营阴变生而来，其流灌能濡养者为正态，停聚阻滞者则为病态而为湿邪。凡此具濡养性用之营阴者，皆脾运化水谷而成精微之脾阴，故谓此内生之湿邪，皆由脾阴之变。阴阳者，阴为体，阳为用；阴静而阳动，营阴濡养而成形，阳气鼓动而运行，故阴以阳行之。

如肺阴即津液之属，肺朝百脉，肺阴赖于肺气宣发肃降而输布全身百脉之中，滋养五脏六腑、四肢百骸。三焦为元气之通道，亦为水之通道，而肺为水之上源，肺气宣降才能"通调水道，下输膀胱，水精四布，五经并行"。反之肺气宣肃失常，肺阴不得敷布，则停聚成湿，凝而为痰。

同理，脾阴濡养脏腑百骸，赖于脾气运化之功。随着生活水平的不断提高，诸如食滞、酒滞、湿滞等"滞伤脾胃"日益增多，脾之运化失司，脾阴不能敷布，停而成湿，湿聚困脾，因而成病。

叶天士云，"辛凉散风，甘淡祛湿"，即甘淡渗湿，甘淡化湿，此为临床常用治湿之法。如参苓白术散、资生丸等，均是以山药、薏苡仁、扁豆、莲肉等为主药，这些甘淡之品不仅渗湿、化湿，也是滋养脾阴的要药。正如汤一新在《中医脾阴学说研究》中提到："滋脾药物不仅需要滋阴兼能益气，且需渗湿不碍脾运，故滋脾药'宜甘宜淡'。因此，甘淡平是临床选用滋脾药物的重要依据。"这恰好反证了脾阴即是脾湿，脾湿亦是脾阴。二者称谓不同，在生理上称为脾阴，在病理上称为脾湿。二者是生理上和病理变化之间，也是正气和邪气之前的转化关系。《金匮要略·脏腑经络先后病脉证》曰："夫人禀五常，因风气而生长，风气虽能生万物，亦能害万物，如水能浮舟，亦能覆舟。"这说明六气（风寒暑湿燥火）是正常的自然气候，是万物生长的条件，而超出人体可调节范围的六气，则有害于人体，是为六淫。脾阴和脾湿也是如此，二者仅是量的区别，正常量的脾湿是滋养脾阴的津液，过量的津液即是水湿之邪。

第三节　论阴火与证治

"阴火"一词为李东垣首创，是其脾胃内伤学说的关键词汇，据统计，《内外伤辨惑论》《脾胃论》《兰室秘藏》及《医学发明》提及阴火的论述有43条，但其涉及脏腑不同，病证表现不一，其概念、产生、范畴、论治模糊，使得后世医家对该学说的本质颇有争论。

李东垣指出，"真气又名元气，乃先身生之精气也，非胃气不能滋之""夫元气、谷气、荣气、清气、卫气、生发诸阳上升之气，此六者，皆饮食入胃，谷气上行，胃气之异名，其实一也""脾胃之气既伤，而元气亦不能充，而诸病之所由生也"。

"心火者，阴火也，起于下焦，其系于心，心不主令，相火代之；相火，下焦包络之火，元气之贼也。火与元气不两立，一胜则一负。"

笔者认为，阴火本质是在脾胃内伤虚损基础上所产生的一切火热邪气。其产生的根本病因病机为脾胃受损，胃气虚弱，元气不足，气负则火胜，即为阴火。包括心火、下焦离位的相火、邪火、贼火、伏火、浮火、病理之火、与元气不两立的火等。

一、阴火之争

东垣在《内外伤辨惑论》中首提"阴火"，并在《脾胃论》《兰室秘藏》等著作中屡屡议及，其论述之脏腑、病机各有不同，证治有异，后诸家对"阴火"之义争执千秋。小结诸家之论，论"阴火"者或从虚实分辨，或从脏腑分辨，此两处最多。

1. 虚实分辨

虚实分辨乃阴火属性之虚实争议。

有议为阴火为气虚、阳虚、血虚、阴虚为患之虚火者。气虚者，《内外伤辨惑论·饮食劳倦论》云："脾胃气虚，则下流于肾，阴火得以乘其土位。"其后并列气高而喘，身热、头痛、心烦诸热证，以及卫表不固寒热之证，更宗"劳者温之""损者温之"，立补中益气汤甘温除热法，故执此议者最多。阳虚者，《脾胃论·胃气下溜五脏气皆乱其为病互相出见论》云："皆阴火有余，阳气不足，伏匿于地中者。血，营也，当从阴引阳，先于地中升举阳气，次泻阴火，乃导气同精之法。"此议谓气虚之渐，阳气虚衰，失于温煦，脾运更失，精微化生不足，阳气无力升发，下潜于阴分，阴火乃生，东垣以"皆不补不泻，从阴深取，引而上之"治之，以升发下陷之阳气为先。血虚者，《内外伤辨惑论·饮食劳倦论》云："脾胃气虚，不能升浮，为阴火伤其生发之气，荣血大亏，荣气不营，阴火炽盛。"此病初在脾胃气虚，阴火滋生，伏于阴分之火以耗散之性害人，则营血亦亏，变生血分阴火，东垣以补中益气汤治之，并以"阴阳互生"之理阐述甘温生血之义，即"仲景之法，血虚以人参补之，阳旺则能生阴血，更以当归和之"。阴虚者，《脾胃论·脾胃虚实传变论》云："《调经篇》云：病生阴者，得之饮食居处，阴阳喜怒。又云：阴虚则内热，有所劳倦，形气衰少，谷气不盛，上焦不行，下脘不通，胃气热，热气熏胸中，故为内热。"然观原文之义，其病得之劳倦伤中，脾虚失于运化，胃之受纳腐熟失常，饮食积滞，滞塞中焦，气机升降不利，积滞化热之证。纵观诸虚火之论，其源头皆在脾胃气虚，或气虚及阳，或气虚及血，而东垣治法，大体以及益气升阳为主，兼顾其他。

有议阴火为湿热、气郁者。湿热者，《内外伤辨惑论·论酒客病》云："酒性大热，已伤元气，而复重泻之，况亦损肾水，真阴及有形阴血俱为不足，如此则阴血愈虚，真水愈弱，阳毒之热大旺，反增其阴火，是谓元气消亡。"此酒食生热，损脾胃则湿停，酿生湿热内灼，加之误用下法，益伤津液乃至肾阴，则肾之阴火失制而益加。气郁者，《脾胃论·阴阳升降论》云："此说人之不避大寒伤形，大热伤气，四时节候更改之异气，及饮食失节，妄作劳役，心生好恶，皆令元气不行，气化为火，乃失生夭折之由耳。"外因六淫之邪，寒邪侵袭肌表，束缚阳气，热邪侵袭人身，耗散卫气，内因饮食不节，劳役失当以及情志失常，则气机紊乱，气郁化火乃害病，东垣以此论乃言气机升降之必要。

2. 脏腑分辨

脏腑分辨乃阴火病位之脏腑争议。

有议阴火位于心者，位于脾者，位于肾者。位于心者，《内外伤辨惑论·饮食劳倦论》云："既脾胃虚衰，元气不足，而心火独盛。心火者，阴火也。"此因七情内伤，心火由生，火性耗散，加之脾胃虚衰，元气更损。如《脾胃论·脾胃虚实传变论》云："夫饮食失节，寒温不适，脾胃乃伤。此因喜怒忧恐，损耗元气，资助心火。火与元气不两立，火胜则乘其土位，此所以病也。"从语序排列上来看，七情内伤后心火炎上是因，脾胃气虚是果，东垣治以"火位之主，其泻以甘"（《素问·至真要大论》），以甘缓火性，甘补脾胃，虚实之治。位于脾者，《脾胃论·脾胃虚则九窍不通论》云："饮食劳役所伤，自汗小便数，阴火乘土位，清气不生，阳道不行，乃阴血伏火。"此饮食失节，劳役无度，脾胃伤则气虚，气虚不摄而汗出、小便频数，阴火内生乘于中焦，再耗津液，燥热成则阴血伤。位于肾者，《内外伤辨惑论·辨寒热》一篇阐述了外感寒邪与内伤发热之辨证区别，谓内伤发热为"皮毛间发热也，乃肾间受脾胃下流之湿气，闭塞其下，致阴火上冲，作蒸蒸而燥热，上彻头顶，旁彻皮毛，浑身燥热"，此乃因脾虚运化不能，升清不利，精微不能上输于肺，凡下流变生湿邪，"闭塞其下，致阴火上冲"，其欲"热极而汗出亦解"，湿从汗走，郁闭去而火散。

二、阴火之本义

"阴火"始称于东垣，火性炎上，其义自显，然以"阴"冠火，此义云何？《内外伤辨惑论·辨阴证阳证》曰："惟阴火独旺，上乘阳分，故荣卫失守，诸病生焉。其中变化，皆由中气不足，乃能生发耳。"《内外伤辨惑论》为东垣首著，脾胃学说之开源，其首篇《辨阴证阳证》乃为与先圣之六经辨治阴证、阳证有别，亦与外感诸证有别。

李东垣的"阴火"本自《内经》经义的发挥，东垣所说的"阴火"之阴，意为火由内伤而来，与外感疾病的"阳"相对而言，是由于脾胃内伤所引起的虚性或本虚标实的火热邪气。

《素问·调经论》曰："其生于阳者，得之风雨寒暑；其生于阴者，得之饮食居处，阴阳喜怒。"故知阴证义指由饮食不调、劳役过度、七情失节所致之内伤病证，阳证义指外感诸邪所致之外感病证。阴阳学说中，将凡属于内、静、下、重等属性的事物归属于阴，中医学取类比象，《素问·金匮真言论》云，"夫言人之阴阳，则外为阳，内为阴"。故以此推知，"阴火"应为内伤病证之病机。第一，此乃内火，与外感病证之热病有别。《素问·阴阳别论》曰："静者为阴，动者为阳。"阴阳辨证而言，趋向停滞之病证属阴，故不论饮食停滞、气机郁滞、痰湿阻滞、瘀血凝滞，皆为阴，而化热生火者即为"阴火"，但从内郁而不论火由何来。第二，此乃郁火。《素问·阴阳应象大论》云："善诊者，察色按脉，先别阴阳。"阴证为八纲辨属虚衰之患，故不论气血阴阳虚衰、脾胃肝肾亏损，但生火炎上者即为"阴火"。第三，此为虚火。此三议阴火可概东垣所述，其阴火之始多从脾胃得之，乃内伤脾胃，气血虚衰，脏腑亏损，郁滞内停所生之火。然思当今之患，虚衰者有之，实滞者更多。内伤者尤多见于饱食积滞，滞伤脾胃；五味偏嗜，脏腑气盛；七情内伤，气机郁滞；过逸少劳，脾运呆滞。因滞所生各种"阴火"者甚多，或因实致虚者，亦为虚实夹杂之证，而虚损致"阴火"者少见。

三、阴火之治疗

东垣以脾胃为本，辨治阴火亦然。《素问·至真要大论》云，"劳者温之……损者温之"，故东垣以"温能除大热"立补中益气汤，首以甘温泻火，并补脾胃，用风药升发清阳之气，以复阴阳各归其位。"伤其内为不足，不足者补之"（《内外伤辨惑论·饮食劳倦论》）为东垣辨治要则，并注重以风药升发清阳，发散郁火，调动气机。东垣虽谓"大忌苦寒之药损其脾胃"，然有"苦寒以泻其火"之法，观《内外伤辨惑论·四时用药加减法》中遇夏月暑热之时，则加苦寒之黄连、黄芩折火，遇虚实夹杂之痞塞满闷者，加黄连、芍药泻热敛肝共施，诸此等。东垣之辨治主要体现了脏腑辨证思想，其关注内伤脾胃之变生诸病，但不一味温补建中，而是表现出优秀的辨证思维。东垣以脾胃辨治为核心，并精湛气机升降之法，虽动荡气机而不离中焦，乃以脾胃为枢以治上下四旁。东垣之着重者，首在脾胃，次在升降，再次脏腑寒热。辨证明晰，其治始应，阴火之病，未必皆脾胃之因，但内伤之病，莫不相干脾胃。以脾胃位中央要位，上下交通气机，以输散清浊，阴火炎上者必干脾胃，况多见脾胃之因。治脾胃者，补其不足，泻其有余，清阳升发，浊阴沉降。脾胃复盛，则五脏六腑之精微乃得，中焦气协，则四旁上下生机活动，病焉有虞。

阴火之论为东垣脾胃理论的重要组成部分，也是"内伤脾胃，百病由生"的具体应用之一。阴火者乃内伤之火，在东垣时期多见脾胃虚衰所致，而今则常见脾胃积滞之证，此古今之别。但需知，治内伤病，皆不离脾胃，尤其阴火之证更关脾胃。当谨查阴阳虚实所在，"治病必求于本"。

第四节　风药新论

风药之名，始于易水老人张元素，其提出"药类法象"理论，认为"药有气味厚薄，升降浮沉，补泻主治之法，各个不同"，将药物性能根据五运六气学说分析归纳为"风升生、热浮长、湿化成、燥降收、寒沉藏"五类。张元素在《医学启源·药类法象》云："羌活，气微温，味甘苦，治肢节疼痛，手足太阳经风药也。"又云："藁本，气温，味大辛，此太阳经风药，治寒气郁结于本经，治头痛、脑痛、齿痛。"他将性味薄的药归于"风升生"一类，将羌活、藁本名之风药，并载有升麻、柴胡、葛根、防风、羌活、独活、白芷等20味。李东垣更明确地提出"风药"这一概念和定义，在《内外伤辨惑论》中说："味之薄者，诸风药是也，此助春夏之升浮者也。"其师承张元素立"补土"一派，擅用风药。中药五味，辛味之药有发散、行气的作用，因其似"风邪"之性动善行而谓之"风药"。现存最早的中药学著作《神农本草经》中共载药365种，归属五味，其中辛味风药约90种，可见辛味风药之常用。"外感法仲景"，仲景用风药发散之性解肌发表，如其桂枝汤、麻黄汤、葛根汤及诸变方。李东垣在临证之时用风药甚多，据统计，《脾胃论》《内外伤辨惑论》《兰室秘藏》中与脾胃病相关者方剂 116 首，其中用风药者 62 首。后世医家在李东垣的启示下进一步发展完善对风药的应用，清代徐灵胎在《神农本草经百种录》中提出，"凡药之质轻而气盛者，皆属风药"。

一、辛散解肌

风为百病之长，外感表证多有风邪作祟，风药走散之性，有解肌之功。风药多辛，仲景以六经辨证立论，其擅用辛温风药解肌，如桂枝汤、麻黄汤、葛根汤及诸变方，多取桂枝辛温解肌发表，麻黄解表宣肺，葛根解肌散邪之功，发散表邪于外。东垣自《内外伤辨惑论》辨外感内伤，立论"内伤脾胃"，其对外感病的治疗是建立在脾胃内伤、元气不足的基础上的，因此东垣立足于扶正祛邪之法。《脾胃论·脾胃虚实传变论》云："不因虚邪，贼邪不能独伤人，诸病从脾胃生而明矣。"其认为外感六淫致病，是由于脾胃亏虚，元气不足，正不敌邪所致。故东垣多以益气补中为主，配伍解肌散邪之风药。如《脾胃论·君臣佐使法》云："如鼻流清涕、恶风，或项、背、脊强痛，羌活、防风、甘草等分，黄芪加倍，临卧服之。"方中以黄芪、甘草益气补中；以防风、羌活疏散表邪。再如《脾胃论·分经随病制方》中说："风寒汗出，肩背痛，中风，小便数而欠者，风热乘其肺，使肺气郁甚也，当泻风热，以通气防风汤主之。"方中以人参、黄芪、甘草益气补中，以防风、升麻、柴胡、羌活风药解肌宣肺、疏散风热，诸药合用中气充盛，风热疏散，邪气退则热除。

二、升发清阳

脾胃为后天之本，气血生化之源。气血精微皆经脾之升清以充脏腑百骸，脾虚则运化升清无力，故后世《临证指南医案》有"脾气宜升则健"之言。仲景治伤寒表证未解，邪陷阳明之下利，治用葛根芩连汤外疏内清，表里同治。方中葛根辛甘而凉，入脾胃经，能解表退热，并具升发之性，可使脾胃清气上升，清升以止飧泻，故以之为君。东垣以脾胃立论，言脾胃虚则元气不充，百病乃生，其治尤在于诸般伤及脾胃虚衰，常以健脾益气组方，并擅用风药升发脾之清阳。《脾胃论·脾胃胜衰论》云："大抵脾胃虚弱，阳气不能生长，是春夏之令不行……当升当浮，使生长之气旺。"此如补中益气汤中因"胃中清气在下，必加升麻、柴胡以引之"，以升麻、柴胡升发脾胃之清气，而风药升清之时用量宜小，因"升麻，二分或三分，引胃气上腾而复其本位，便是行春生之令；柴胡，二分或三分，引清气，行少阳之气上升"。《素问·阴阳应象大论》曰："清气在下，则生飧泄。"东垣则借此论发挥，其在《脾胃论·随时加减用药法》中提到："清气在阴者，乃人之脾胃气衰，不能升发阳气，故用升麻、柴胡助辛甘之味，以引元气之升，不令飧泄也。"故东垣以升阳汤"治大便一日三四次，溏而不多，有时泄泻，腹中鸣，小便黄"。方中即以柴胡、升麻升发清阳。后世《本草纲目》则谓："升麻同柴胡，引生发之气上行。升麻引阳明清气上行，柴胡引少阳清气上行。此乃禀赋素弱元气虚馁及劳役、饥饱、生冷、内伤，脾胃引经最要药也。"《脾胃论》中亦有"治脾胃虚弱，不思饮食，肠鸣腹痛，泄泻无度，小便黄，四肢困弱"之升阳除湿汤，方中更用防风、柴胡、升麻、羌活升清止泻，其中防风与羌活相伍，防风治风，羌活胜湿，相须为用，所谓"无湿不成泻"，更兼"风药胜湿"之义，故止泻之功更强。

三、风能胜湿

《素问·至真要大论》说："诸湿肿满，皆属于脾。"脾主运化，主司水液之生成、代谢，水谷精微由脾运化方成津液，并由脾上输至肺而布达周身，乃能濡养脏腑百骸。代谢之余，亦经脾运化之功，始能转输肺、肾，排出体外。如果脾气虚衰，则运化失司，水液之生成、输布、代谢均会发生异常，水液不能正常输布，留滞体内各处，则生"痰饮""溢饮""支饮""悬饮"之患。《素问·至真要大论》云："湿淫所胜，平以苦热，佐以酸辛，以苦燥之，以淡泄之。"风药辛散苦燥不仅能助脾升清以降浊，又能胜湿醒脾。《脾胃论·脾胃胜衰论》云，"诸风药皆是风能胜湿也"，并提出"用淡渗之剂以除之，病虽即已，是降之又降，是复益其阴而重竭其阳……故必用升阳风药即瘥"。东垣于《兰室秘藏》所载升阳汤、升阳除湿汤用防风、羌活即风药胜湿之义。《脾胃论》中升阳除湿防风汤用防风之时更明言"以此药导其湿"。此如后世《医宗必读·泄泻》所云："地上淖泽，风之即干。故风药多燥，且湿为土病，风为木病，木可胜土，风亦胜湿，所谓下者举之是也。"如湿热内蕴，寒湿内凝为患，内阻中焦，郁滞不行，则脾胃气机积滞，湿热或寒湿滞阻肝胆，肝失疏泄，胆汁外溢则生黄疸之病。仲景谓之"黄家所得，从湿得之"。仲景治以利湿之法，多治以"但利其小便"，但《金匮要略》亦载有"千金麻黄醇酒汤"，独用麻黄一味，以发汗解表，利湿退黄。外感湿淫，湿邪停留于肢体经络关节所致的痹证，东垣常以风药治之，如《内外伤辨惑论·四时用药加减法》中"如风湿相搏，一身尽痛"之除风湿羌活汤，用羌活、防风、升麻、柴胡、藁本诸风药仅配伍苍术一味除湿之品。"肩背痛不可回顾，此手太阳气郁而不行，以风药散之……羌活胜湿汤"，更是全用羌活、独活、藁本、防风、川芎、蔓荆子诸风药，仅以甘草伍之，"所以然者，为风药已能胜湿"，但以诸风药散化湿邪，使湿去而络通。

四、调气活血

脾胃为气机升降之枢，脾气主升，胃气主降，脾失运化，升清失常，则胃之和降受累，胃纳失常，和降不畅，则脾之升清亦病。风药辛散善行，可调畅中焦之气机，导气滞、开郁结，以使中焦通畅。皆言东垣升清，其实义在升降，故以风药升发之时，亦配和降之品辅之，以使升降之气机运动互相促进。此如《脾胃论》中治湿阻气滞之调中益气汤用柴胡、升麻助脾之清阳上升，亦用木香、陈皮助胃之浊阴通降，共协益气健脾，和中祛湿之功。《素问·脏气法时论》曰："肝欲散，急食辛以散之，用辛补之。"《素问·阴阳应象大论》云"风气通于肝"即通于肝用。风者，春也，木也，乃升发之气，厥阴风木为肝之所主，故风气通于肝。风药条达，故可以风药升发疏泄肝胆郁结之气。虽诸风药之归经不同、功效稍异，然防风、羌活、柴胡、独活等诸味皆属"风升生"之品，其与肝木畅达之性相通。风药仅为顺举之性，理气之力稍弱，较之其他疏肝理气之品更显轻灵，弥补香燥药物理气不升之虑，疏散结合。风药之升散常用于肝气郁遏不升、木郁湿阻等证。东垣多用柴胡以疏肝解郁，柴胡不仅能升散郁遏之肝气，还能将郁热透出肌表，更宜气郁化热之患，以其透半表半里之邪热外出。此如《脾胃论·脾胃损在调饮食适寒温》中"治因郁气结中脘"之散滞气汤及《兰室秘藏·心腹痞门》之中的木香化滞汤方中用柴胡舒肝、理气、升清、散热，数功俱备。川芎血中气药，上达巅顶，下入血海，旁达四肢，兼以活络气血之风。仲景治妇人肝脾两虚，腹中拘急，绵绵作痛，以《金匮要略》之当归芍药散养血调肝，健脾利湿，方中以川芎建畅其欲逐血气之功。东垣用其通经活血，《脾胃论》之当归和血散（即《兰室秘藏·泻痢门》槐花散）即以川芎、荆芥穗活血并有胜湿之用。《兰室秘藏》中有腰痛门之川芎肉桂汤，妇人门之丁香胶艾汤、增味四物汤，痔漏门之七圣丸，以及疮疡门之圣愈汤；亦用行散之性，上行之力，在《兰室秘藏》的眼耳鼻门、头痛门、口齿咽喉门有大量方剂取川芎上行之功性。《兰室秘藏》头痛门言："凡头痛皆以风药治之者，总其大体而言之也。高巅之上，惟风可到，故味之薄者，阴中之阳，乃自地升天者也，然亦有三阴三阳之异。故太阳头痛，恶风、脉浮紧，川芎、羌活、独活、麻黄之类为主。"行血并能通经，故"血虚头痛当归、川芎为主"。《药性本草》称天麻为"定风草"，为治风之神药，其能息肝风，祛外风。《脾胃论》云："眼黑头旋，风虚内作，非天麻不能除；其苗为定风草，独不为风所动也。"立半夏白术天麻汤以补脾胃，化痰湿，定虚风。《兰室秘藏》中对于脾胃虚弱，羁风夹痰，宿食不化，身重有痰，恶心欲吐之证，以天麻驱风，白术补中气，协余消食化痰之品，共成驱风导痰祛积之功。

五、风药引经

《内经》以五行学说通过"比类取向"的方法，将五脏、五味等加以论述。《素问·宣明五气》曰："五味所入：酸入肝，辛入肺，苦入心，咸入肾，甘入脾。"在方剂组成的配伍原则方面，《内经》进行了规范阐述并沿用至今。《素问·至真要大论》曰："主病之谓君，佐君之谓臣，应臣之谓使。"后世以此为据，在临证之中逐渐创立发展引经药理论。引经药的应用在仲景时期即有开端，《伤寒论》治"寒实结胸，无热证"之三物白散以桔梗引巴豆上升，以祛除胸中寒实。张元素从脏腑辨证出发首创引经报使理论，《医学启源·随证治病用药》云："头痛须用川芎，如不愈，各加引经药。太阳蔓荆，阳明白芷，少阳柴胡，太阴苍术，少阴细辛。"《医学启源·各经引用》云："太阳经，羌活；在下者黄柏，小肠、膀胱也。少阳经，柴胡；在下者青皮，胆、三焦也。阳明经，升麻、白芷；在下者，石膏，胃、大肠也。太阴经，白芍药，脾、肺也。少阴经，知母，心、肾也。厥阴经，青皮；在下者，柴胡，肝、包络也。以上十二经之药也。"其将这些能引导方药的药力循特定经脉到达特定病变部位，起到导向作用的药物单独进行归类和论述。在这类引经药中，多因其走行的特性，起到引导的作用，从这方面来看，许多风药都具有引经药的功效。李东垣传承张元素之论，并在脾胃病的辨治当中进一步进行发挥。受仲景六经辨证的影响，李东垣认为对于不同脏腑经络病变，应当分经治之，《脾胃论·用药宜禁论》即云："分经用药，有所据焉。"李东垣以脾胃内伤、元气虚衰为发病之始，强调温阳升清，故其多以风药辛散之性作为引经之用。其常于黄芪、党参、白术为君药的甘温补益方剂中用少量柴胡、升麻、羌活、防风等辛温风药，义在使升引脾胃清气之功。如《脾胃论》之清阳汤，以葛根、升麻兼具引药上行之功。现代有统计学研究总结，辛味药总入肝、脾、肺经，结合其走行的特性，辛味药对于气机的升发作用更为突出，而在脾胃病而言，在应用补脾益气的药物同时，配合辛味风药，无疑更能加强方药总体功效。李东垣对诸经引经药的使用大多基于张元素之论，《脾胃论·分经随病制方》云："如肩背痛，不可回顾，此手太阳气郁而不行，以风药散之。"易水学派一脉相承，东垣弟子王好古将引经药总结为歌诀以传世，《汤液本草》云："小肠膀胱属太阳，羌活藁本是本方。三焦胆与肝包络，少阴厥阴柴胡强。阳明大肠兼足胃，葛根白芷升麻当。太阴肺脉中焦起，白芷升麻葱白乡。脾经少与肺经异，升麻芍药白者详。少阴心经独活主，肾经独活加桂良。通经用此药为使，更有何病到膏肓。"王好古承东垣脾胃论说，其亦重视风药之用，其《汤液本草》一书卷三之后俱各论药性，而惟《东垣先生用药心法》一卷单载防风一味论之，谓其"乃风药末润剂也"。

六、古今风药

张元素将五行学说与脏腑学说互参，在前人论证的基础上，将中医药学的"取类比象"进一步发扬，对中药进行法象分类而论《药类法象》，风药为其中之一，沿经易水学派诸家为后世注目。李东垣谓"味之薄者，诸风药是也，此助春夏之升浮者也"，为风药注脚，风药乃从风木之性，善行，升上，轻灵，生发。张元素谓："味之薄者，阴中之阳，味薄则通。"《医学启源·药类

法象》中"风升生"药二十种，防风、细辛、白芷、鼠黏子、桔
梗、藁本、川芎、蔓荆子、荆芥、薄荷，味辛或兼辛。羌活、升
麻、柴胡、威灵仙、独活、桔梗、秦艽、天麻、荆芥、薄荷、前
胡，味苦或兼苦。羌活、葛根、威灵仙、独活，味甘或兼甘。辛
味、苦味药各半，以其轻、薄、通、散而聚类。其中秦艽、前胡
气微寒，升麻、柴胡、葛根、鼠黏子、天麻气平，余皆气温，以
平、温之性轻走，非寒、热浓厚之专攻。

后世有所发挥，徐灵胎云："凡药之质轻而气盛者，皆属风
药。"今有谓能祛外风、平内风之药皆为风药，依此则解表药、
祛风湿药、平肝息风药均为风药。固然原二十味，多今之解表、
祛风之用，且风药之类，故不限于《药类法象》之二十味，但引
申则应本于取类比象之义，即类风木之性方为"风药"。过度引
申，则违中医学根本之义，如以平肝息风药中咸寒重镇之品为风
药则不当，祛风湿药中偏于苦寒、燥湿以及乌头等味厚之品亦不
当，解表药多发散之性，但生姜之性辛热亦不当（《医学启源》
归为"热浮长"）。徐灵胎"质轻而气盛"之论，质轻尤可，气
盛则有过厚之嫌，或可言"质轻而气动"谓风药。

第五节 因滞而病

脾胃学说（学派）是中医学的主要学派之一，自《内经》肇
始，仲景奠立，东垣创论，古来医家多尊东垣"内伤脾胃，百病
由生"之论，又谓之"补土派"。然病在脾胃，有虚实两端，"内
伤脾胃"之义者，脾胃为饮食、情志、六淫、劳倦诸般所伤，众
家皆言东垣补脾胃之虚，未知其亦有泻脾胃之实。脾胃虚衰之

治，古今论述汗牛充栋，不再赘述，此处但议滞伤脾胃之病。

一、通降导滞，脾胃大法

《内经》对脾胃的生理及病理已经有了系统而深刻的认识。《素问·太阴阳明论》曰："太阴阳明为表里，脾胃脉也，生病而异者何也……故阳道实，阴道虚。"其对胃病多实、脾病多虚的病机特点进行了概括阐述。仲景将《内经》的脾胃理论创造性地应用于临床实践，其不仅体现在"顾护脾胃"和"四季脾旺不受邪"方面，在《伤寒杂病论》的论治中也突出反映了"阳道实，阴道虚"的思想。如仲景辨治腹满、宿食诸病，若寒结、宿食停滞，中焦积滞，气机不畅，腑气不通，则行攻逐之法，寒热表里分治。寒实积滞，"胁下偏痛，发热，其脉紧弦"，用大黄附子汤温下逐寒；表证未罢，阳明腑实初成证，用厚朴七物汤解表攻下；"按之心下满痛者"，热结胃肠，阳明兼少阳证，用大柴胡汤和解攻下；"痛而闭者"，实热内积于胃，气机阻滞，胀重于积者，以厚朴三物汤行气攻下；"腹满不减，减不足言"，里实积胀俱重者，用大承气汤攻下里实；胃热气盛，脾津不足，不为胃行其津液，肠道失润而致小便频数，大便干结，以麻子仁丸润下缓通。仲景虽以"六经辨治"，其中蕴含有八纲辨证、脏腑辨证的思想，并且在脾胃病的辨治方面，重视"通降法"的应用，但见实邪积滞，总以消导治之。

东垣循先贤之义，开创"脾胃学说"，其于"《内经》仲景所说脾胃"等篇中，多引《内经》及仲景论治。东垣的学术思想以"脾胃论治"为核心，固然多用温补，然亦擅用通降导滞。后人惟多研其擅健脾补中，益气升阳，而以"补土派"概论脾胃一派，略有偏颇。东垣老人以《脾胃论》立说，提出"内伤脾胃，百病由生"之论，其辨治在于脾胃，其言诸因伤及脾胃而生百病，非独脾胃内损致病。如补中益气汤，后人多以其补中益气，升阳举陷之用。然究《脾胃论·饮食劳倦所伤始为热中论》所言："内伤脾胃，乃伤其气；外感风寒，乃伤其形。"阳虚外感时，方义乃是"惟当以辛甘温之剂，补其中而升其阳，甘寒泻其火乃愈"。其中黄芪、甘草、人参、升麻、柴胡等益气升阳诸药具备，亦存橘皮"以导气"，此义在补中有散，升中有降。《内外伤辨惑论》中更有"如腹中痛者，加白芍药、炙甘草"，敛阴安脾止痛；"如恶热喜寒而腹痛者，于已加白芍药二味中，更加生黄芩"清热泻火；"如病人能食而心下痞，加黄连"，寓泻于补；各加减用药，体现了东垣的补泻升降之义。故东垣虽强调健脾补中升清，亦用通降之药。

中医学认为，胃主受纳腐熟水谷，属腑以和降为顺，饮食不节，损伤脾胃，饮食停滞，则胃气失和，胃中气机阻滞则为病。仲景之谓"心下痞"，其状"但满而不痛"，即中焦气机停滞为患，治以半夏泻心汤，辛开消心下之痞，苦降泻中焦之滞。东垣于《兰室秘藏·心腹痞门》亦载五方治痞。细辨东垣治痞之方，多以消食导滞之法，如消痞丸、失笑丸、黄连消痞丸均有枳术丸之义；消补兼施而联用清热，如消痞丸用人参四钱，黄连、黄芩各六钱；失笑丸用人参三钱、黄连五钱；黄连消痞丸用干姜二钱、黄连一两、黄芩二两。推知其义在于，不论虚实之患所致饮食停滞，治当以通降胃肠积滞，开胃使饮食得入为先，饮食停滞易蕴生湿热，治宜苦寒泻热。

东垣所治脾胃病大抵有二。其一为朝饥暮饱，起居不时，寒温失所，其胃气久亏，或再有饱食太过而伤中，皆脾胃虚衰之患，治从《内经》"劳者温之，损者温之"。其二，官宦之家饱食终日、四体不勤，则易罹滞中之疾。见脾胃积滞之证，则治以通降之法。东垣辨治脾胃饮食滞中即不吝消导，其依易水先生枳术丸治痞、消食、强胃之义而立诸方。

《内外伤辨惑论》载有橘皮枳术丸"治老幼元气虚弱，饮食不消，或脏腑不调，心下痞闷"。曲蘗枳术丸"治为人所勉劝强食之，致心腹满闷不快"。木香枳术丸"破滞气，消饮食，开胃进食"。半夏枳术丸"治因冷食内伤"。对于湿面诸般致中焦湿热之患也以枳术丸化裁，如三黄枳术丸"治伤肉食湿面辛辣浓味之物，填塞闷乱不快"。除湿益气丸"治伤湿面，心腹满闷，肢体沉重"。白术丸"治伤豆粉湿面油腻之物"。东垣亦有"通因通用"之法，以苦寒峻利食药，泻有形之邪。除湿益气丸中即用黄芩，以清食积之热。上二黄丸中则黄连、黄芩并用，"治伤热食痞闷，兀兀欲吐，烦乱不安"。三黄枳术丸中更是联黄芩、黄连、大黄，清热导滞。犹如枳实导滞丸，今人多以"通因通用，清热化湿"而治痢疾初期，方中以枳实为君、厚朴为臣，行气消痞、下气、除满，其用推荡之药，为治饮食伤中，积滞作痛之方。《内外伤辨惑论》谓之："治湿热之物，不得施化，而作痞满。"东垣治生冷积滞之时，甚则用三棱、巴豆破积之品，如"治伤生冷硬物，心腹满闷疼痛"之木香见晛丸，以及"治伤生冷硬物，不能消化，心腹满闷"之三棱消积丸。东垣对于气滞之患辨治精道，根据气滞之兼证，气滞之微甚，方药有别。《内外伤辨惑论》之木香化滞汤，方中重用半夏降逆化湿和胃，陈皮、木香、草蔻、枳实行气化滞，并以柴胡疏散郁结，以"治因忧气，食湿面，结于中脘，腹皮底微痛，心下痞满，不思饮食，食之不散，常常痞气"。《脾胃论》中"治因忧气结，中脘腹皮底微痛，心下痞满，不思饮食，虽食不散，常常有痞气"之散滞气汤，以半夏、生姜等药辛开苦降，以除中脘之痞，以柴胡、陈皮行气导滞共治。《兰室秘藏·中满腹胀门》中"破滞气，治心腹满闷"之破滞气汤，则多用木香、槟榔、青皮等辛散破气之品。"破滞气，消饮食"之滞槟榔丸则木香、槟榔、人参、甘草共用，消补兼施。可见东垣善用导滞之法以治脾胃为饮食所伤之患。

在东垣时代，治以补土固然有其代表性、适用性和广泛性，但从其论著中可以发现，东垣同样擅用通降诸法辨治诸疾。因此，东垣开创的"脾胃学说"是"辨治脾胃"的思想学派，温补脾胃，益气升阳是其中的一方面内容，通降导滞同样是其重要的组成部分。东垣治脾胃之义，乃从临证出发，补泻升降诸法皆为脾胃之治，随证治之，如病实滞，必用通降。

二、时过境迁，病异治易

东垣之师张易水曾言："运气不齐，古今异轨，古方新病，不相能也。"明代张景岳《类经》亦言："时气变迁，病必随之。"此即时代不同，具体气候和患病者的体质等情况不同，病情有变化，不能完全再按过去的处方用药。现代社会及自然环境与古时大异，故不同时代的脾胃病发病规律必然有所变化。只有发现、把握了这种变化，才能更好地有针对性地调整诊疗对策，从而取得良好的疗效。六淫、七情、饮食、劳倦为脾胃病之常因，古今皆然。

东垣时代，气候寒冷，战乱频繁，民流失所，"大抵在围城中，饮食不节及劳役所伤，不待言而知。由其朝饥暮饱、起居不时、寒温失所，动经两三月，胃气亏乏矣，一旦饱食大伤，感而伤人，而又调治失宜，其死也无疑矣"（《内外伤辨惑论·辨阴证阳证》）。故斯时多见脾胃虚寒为患。当今之时，年平均气温逐年升高，冰川融化加速，全球变暖为世人所公认，加之生活条件提高，寒邪直中为患者尤少。《素问·痹论》曰："饮食自倍，肠胃乃伤。"今人则不再担心饥饿，反累于饱食。过饱则超过了脾胃等脏腑的纳化能力，致使饮食物不能及时腐熟和运化，以致阻滞于内，形成食积，停滞中焦，致脾胃气机郁滞，纳化失常。《素问·宣明五气》所云"久坐伤肉"亦伤脾之义，因"脾主身之肌肉"，如当今之人，有久坐少动，则致气机呆滞，脾气郁滞而健运失司为患。

古今相较，从自然环境来看，平均气温与东垣时代相比明显升高，寒温不同，生活水平的提高，也不再使民众如古人般受饥寒交迫之苦。从社会环境来看，社会稳定，人民医疗保健得到前所未有的提高。东垣时代，战争频发，民众忧思不定，今人则受社会各方面压力颇多，精神情志之常态大不相同。自然环境、社会环境的变化，必然会影响疾病的发生。通过临证揣摩，笔者认为，东垣时代的脾胃病的特点可以归纳为"因虚而病"，其"百病由生"乃"内伤脾胃"，其"伤"为脾胃虚衰而来。在当代社会，脾胃病的病证特点是"因滞而病"。饮食、情志、自然社会环境诸因素导致积滞脾胃，气机呆滞而病，亦致脾胃虚衰则虚实夹杂之证，是当代脾胃病的发病规律。

三、因滞而病，其义通郁

"滞"，凝积，不流通之义。《说文解字》曰，其"凝也"。"郁"，为积聚、凝滞之意，王安道的《医经溯洄集》云："郁者，滞而不通之义"。此二字之义相似，细较之有些微差别：①"滞"有长久之义。②滞甚为郁，郁为滞之渐。故病者先滞而后郁，郁必由滞而来，滞未必皆郁。因此，立论"因滞而病"，病性近"郁"，而不以"郁"概之。

东垣于《内外伤辨惑论·辨内伤饮食用药所宜所禁》论曰："饮食所伤，肠胃受邪，当以苦味泄其肠胃可也……胃主血所生病，为物所伤，物者，有形之物也，皆是血病，血病泻气……食伤肠胃，当塞因塞用，又寒因寒用，枳实大黄苦寒之物，以泄有形是也。"其阐述了邪滞中焦脾胃之治法。朱丹溪言："气血冲和，万病不生，一有怫郁诸焉。故人身诸病，多生于郁。"《丹溪心法·六郁》中说："郁者结聚而不得发越也，当升者不得升，当降者不得降，当变化者不得变化也，此为传化失常，六郁之病见矣。"脾胃居中焦，为气机升降之枢纽，如中焦气机受阻，则无形之气和有形之质皆郁滞不行，故丹溪在《金匮钩玄·六郁》中就提出"凡郁皆在中焦"。故言当代之脾胃病多"因滞而病"，其常见食（酒）滞、湿（热）滞、气滞、血（浊）滞、毒滞。

1. 食（酒）滞

胃主受纳腐熟水谷，故为"水谷之海"。胃中的饮食物，经过胃的腐熟消磨，其精微经过脾的运化，以化生气血、供养周身。今人多累于饱食。《素问·痹论》曰："饮食自倍，肠胃乃伤。"凡饮食不节均会损伤脾胃，进而致使水谷不能及时腐熟和运化，以致阻滞于内，形成食积，停滞中焦，致脾胃气机郁滞，纳化失常。《景岳全书》云："盖人以饮食为生，饮食以脾胃为主，今饥饱不时，则胃气伤矣。"现代流行病学调查结果显示，如果饮食缺乏规律性和科学性，或者进食过快、暴饮暴食等，可诱发胃黏膜的损伤，进而形成疾病，甚至诱发食管癌或者胃癌等恶性疾患。食滞为患，常表现为胀满不食，疼痛拒按，山楂、神曲、砂仁、槟榔，消食解郁，化积导滞之味可为治。现代研究认为，东垣消导常用的神曲、大麦蘖、萝卜子诸药，能够增强胃肠蠕动和调节肠道菌群，进而达到改善消化功能的作用。

酒味辛热，少饮有活血通络之效，为保障粮食供给，对于酒的生产有着严格的限制，民众经济不足也是饮酒的限制因素，历代政权多有"禁酒令"。今人则酒精消费逐年增高，甚则"以酒为浆"，故有害病之忧。《灵枢·论勇》曰："其入于胃中则胃胀，气上逆满于胸中，肝浮胆横。"《金匮要略·黄疸病脉证治》曰："夫病酒黄疸，必小便不利，其候心中热，足下热，是其证也。"东垣《脾胃论》云："夫酒者大热有毒，气味俱阳，乃无形之物也。"朱丹溪《格致余论》亦谓："醇酒之性，大热大毒。"酒过饮则蕴生湿热，湿困脾阳，热灼胃阴，脾胃皆伤；肝本刚脏，酒热辛散，升发更胜，肝阳过亢，横逆中焦，亦伤脾胃。酒滞当从《脾胃论》之"止当发汗，汗出则愈矣，其次莫如利小便，二者乃上下分消其湿"，可用东垣之"葛花解醒汤"，但"此方气味辛辣，偶因酒病服之"（《脾胃论》）。若积热已成，则从湿热之治，仲景以湿热在上、在下不同而分治，并立论"酒黄疸，心中懊恼，或热痛，栀子大黄汤主之"。酒性热而动血，亦有瘀血之变，湿热壅盛之为患，易炼液成痰，灼血成瘀，痰瘀互结，胶成毒邪，郁滞不通，则病愈甚。现代研究发现，酒精对胃黏膜损伤有多个方面的机制，酒精会影响胃黏膜的微循环，进而造成局部缺血，也有医者应用中医药对酒精所致胃病的证治进行了探讨。

2. 湿（热）滞

《素问·脏气法时论》曰："五谷为养，五果为助，五畜为益，五菜为充。气味合而服之，以补精益气。"其义为五谷为养育人体之主食，动物性肉食是人体营养必需的补充，蔬菜、水果有充养辅助作用。当代社会物质生活丰富，而民众盲信饮食营养，欠虑合理的饮食方式，饮食失节的情况日益普遍，或高粱厚味恣其口腹，或偏其所好饮食单一，如高热量、高蛋白食物等。纵恣口腹，嗜食肥甘厚味，致脾胃虚弱，纳运失常，日积月久，则湿邪内郁，湿蕴日久成热，湿热相搏而为患。《素问·生气通天论》云："高粱之变，足生大丁"，此饮食所因。东垣《脾胃论》谓："肠胃为市，无物不受，无物不入。若风寒暑湿燥一气偏盛，亦能伤脾损胃。"如气候暑湿，"湿热之邪从表伤者，十之一二，由口鼻入者，十之八九，阳明为水谷之海，太阴为湿土之地，故多阳明太阴受病"。故湿郁之证，亦有"湿热之邪自口鼻而入""太阴内伤，湿饮停聚，客邪再至，内外相引，故病湿热"。此六淫所因。若治湿（热）滞，化湿、燥湿为其治疗大法，视热象具甚并清热泻火。《脾胃论》云："热邪所伤，三黄丸、泻黄散、调胃承气汤，或甘寒之剂皆可用之。"《素问·脏气法时论》云："脾恶湿，急食苦以燥之。"苦味药的燥湿作用尤以苦温者为著，故有"苦温燥湿"之说，药如苍术、厚朴等。味苦而性寒者，则以泻火清热为主，兼有燥湿作用，多用于胃热、胃火之证，或脾胃湿热、暑湿伤中之证，药如黄连、大黄、茵陈等。对湿热蕴结中焦，暑湿困阻中焦者，又宜选用药性芳香的芳香化湿药，如藿香、佩兰、苍术、砂仁、菖蒲。然解湿郁之法颇多，依《素问·六元正纪大论》"以苦燥之温之，甚者发之泄之"施治。现代有研究发现，脾胃湿热证与肠道微生态有相关性，也有研究中药者对清热燥湿方面的作用机理进行了深入研究。

3. 气滞

流水不腐，户枢不蠹，动也。形气亦然，"郁者气病为先"，正常的气机运行是在有关脏腑组织的配合协同作用下进行，所以任何一脏发生病变，均可影响气机的正常运行，导致气滞病证。气机不利与任何脏的病理变化都可以发生联系。东垣在《脾胃论·脾胃虚实传变论》中谓："饮食失节，寒温不适，脾胃乃伤，此因喜、怒、忧、恐伤元气，资助心火，火与元气不两立，火性则乘其土位，此所以病也。"其强调了七情在脾胃病中的重要作用。《素问·阴阳应象大论》云："思伤脾。"思为脾之志，思考本是人的正常生理活动，倘若思虑太过，甚至空怀妄想，谋虑怫逆，则会导致脾气郁结，气结不行则胃纳不能，故食少而水谷精微乏源，脾胃等脏器气血乏源，中焦气机的升降、二便的分清泌浊及统摄等功能异常，导致痛、闷、痞、胀、呕吐、泄泻、便秘诸症。怒为肝之志，王冰曾言"虽志为怒，甚则自伤"，如果长期郁愤，导致肝气郁结，肝失疏泄，则肝气横逆，势必乘克脾土，影响脾气的升清和运化。《先醒斋医学广笔记》曰："怒气并于肝，则脾土受邪。"临床上常见因大怒郁愤之后出现胸胁脘腹饱胀，饮食无味诸症，皆为肝气乘脾所致。同时，郁怒伤肝，肝郁化火，也可犯胃，或致胃火上炎，或灼伤胃液，而成胃阴亏虚，或致胃气郁滞。当代民众不再有古人颠沛流离之苦，居食无定之忧，而担受社会精神心理压力颇多，升学、工作、婚姻、升职等，情志病抑郁忿闷者居多。"木火郁而不泄，阳明无有不受其戕"（《未刻本叶氏医案》），郁则气结，肝气郁滞可横逆中焦，脾胃气结，则脾运失司，胃纳失常，脾不化湿则湿滞，胃腑不通则食滞，脾胃皆病而后天乏源，此情志害脾胃受损而病。《素问·六元正纪大论》曰："木郁之发……民病胃脘当心而痛。"木郁宜达，当以调畅气机为主，施辛味理气之品，如陈皮、枳壳、木香、砂仁、香橼、佛手、苏梗之类。若气壅不开者，当以柴胡、枳实破气解郁；若气陷不举者，当以黄芪、党参、升麻益气解郁。气滞得行，清阳浊阴方能各行其性，中焦气机始复，脾胃乃调。《脾胃论·脾胃胜衰论》论治肝木乘脾之谓："肝木妄行，胸胁痛，口苦舌干，往来寒热而呕，多怒……此所不胜乘之也。"治以柴胡为君，防风为臣，羌活、独活为佐。现代医学研究发现，精神心理因素与多种消化道功能性疾病和器质性疾病密切相关，生活应激事件常诱发或加重这些消化道疾病。当人处于精神应激状态时，会出现多种脑肠肽的分泌异常，进而导致消化道神经-内分泌-免疫的异常，致疾病发生。有学者研究发现，情志干预会延缓胃溃疡愈合并可能加重溃疡发生。

4. 血（浊）滞

《素问·皮部论》曰："视其部中有浮络者，皆阳明之络也。"浮络乃指皮下浅表的络脉，遍布机体周身，脏腑内外，四肢百骸，充灌营卫，输布气血于各处。通过现代医学内窥镜技术应用与中医望诊，可见胃黏膜下血管网，在糜烂性胃炎可多见血管网深红充血，萎缩性胃炎时可见血管网青紫显露。通过临床实践，笔者将浮络学说用于脾胃病临证，从而提出"胃之浮络"的学术观点，认为通过内窥镜手段可以观察胃黏膜下血管网状况，进而应用中医理论结合患者症状综合分析辨证。病初多为诸般郁滞为因，邪滞脾胃，久滞化热伤胃为黏膜攻击因素增强，害脾则正气乏源而黏膜修复保护因素减弱，从而出现胃黏膜破损（炎症、糜烂、溃疡）。正气亏虚日渐，郁滞阻络不解，气虚血瘀，胃络瘀阻，黏膜失于濡润滋养，此可并见胃黏膜萎缩，需加辛柔和血、辛香理气之药，如郁金、延胡索、川芎、赤芍等，以活血化瘀、调血解郁，血郁得解，血瘀得散，则胃络和而不痛。诸般所致脾胃纳化失常，中焦气机壅滞，水谷不得正化，则蕴生痰浊饮邪。《医门法律·痰饮门》云："痰饮之患，未有不从胃起者矣。"厚味肥甘，可助阳生气，生阴；生阴者，转化为脂液，入血形成脂浊，笔者谓其"血中痰浊"，脂浊浸淫脉道，易致气滞血瘀，脉络痹阻，日久则引发胸痹、中风等病。国医大师李佃贵教授创"浊毒"论治脾胃病，在萎缩性胃炎等疾病方面有突出疗效。

5. 毒滞

《说文解字》谓："毒，厚也。害人之草，往往而生。"其义可理解为：①有害。②较严重。③持久。中医所言之"毒"，多不止于药之毒，而是对致病因素的统称，这些致病因素都具有持久对人体产生伤害的特点。由于脾胃的独特生理特点，外感六淫、内生五邪皆可为毒而害人。前言诸般郁滞，留恋日久，相互胶结，亦为"毒"。笔者认为，现代医学发现的幽门螺杆菌即为"毒"，因其能定植于胃黏膜，持续分泌毒素，损伤胃膜，并且具有传染性。然其毒之害，因人体质而异，亦与兼邪相关，或从寒化，或从热化，其治当分清寒热虚实而辨。诸邪滞于脾胃，化火生热者，视脾胃阴阳虚实，其治可燥湿、化湿、清热、泻火，亦有东垣之法，宗《素问·六元正纪大论》言"火郁发之"，用风药以升阳散火，既能引脾胃清气出坤土，又可鼓荡少阳春生之气，如此清气升腾，气运有序，则诸郁自解。国医大师王琦从外感立论脾胃病证治，将幽门螺杆菌感染作为外感之"虫"邪致病。近年来，大量的现代药理研究、临床研究证实，中医药对幽门螺杆菌感染的疗效确切。同时发现，中医药对本病的治疗机制也不仅是直接对幽门螺杆菌进行抑杀，而可能还有改善黏膜微循环、提高机体免疫力、协调黏膜细胞增殖、凋亡，调节氧自由基等多靶点、多途径达到治疗效果。

四、结语

总之，东垣时代的脾胃病的特点可以归纳为"因虚而病"，其"伤"为脾胃虚衰而来。在当代社会，自然环境、饮食、情志、劳役诸因素而导致脾胃呆滞，进而脾胃虚衰；郁滞为因，虚衰为果，是当代脾胃病的发病规律。因此，"内伤脾胃"者，并非皆虚衰之病，当今尤多实滞脾胃为患，故当代社会脾胃病的病证特点是"因滞而病"。"因滞而病"这一理论，是对自《内经》以来逐渐完善的"脾胃学说"理论的传承，是对"脾胃学说"理论的发扬和创新，是建立在将"脾胃学说"思想与现代社会相结合的思辨的基础之上，是理论与临床反复验证的结果。盖今人之脾胃病，诸因多致邪滞，呆滞中焦，气血失于冲和，病脾损胃，后天乏源，虚损与邪滞如环因果，气血湿热胶滞而成毒，变生种种。一言概之，可谓之"因滞而病，因虚致毒"。因言当代脾胃病多以"因滞而病"为患，常见虚实夹杂之病，标本治之，故需补虚，更消滞以治本，需辨食（酒）滞、湿（热）滞、气滞、血

（浊）滞、毒滞诸般。

本章小结

本章对脾胃学说的主要内容进行了新的阐释。每一部分从其形成渊源、核心内容、典籍记载等全面阐述其义，有理有据，与现代生理病理学相结合，更详尽地说明了中医脾胃的经典独特理论在临床治疗中发挥的重要作用。比如，"脾喜燥而恶湿"为众所周知之名言，本文则从脾之生理、病理重新定义脾之喜恶，认为"恶湿更恶燥"；李东垣提出的"阴火理论"，古来争议众多，本文亦对"阴火"再进行阐明；"风药"乃张元素首创，易水学派承之，在脾胃病的诊治中其用颇丰，本文则系统阐述之；作为"脾胃新论"，众家皆承东垣"内伤脾胃，百病由生"，论其脾胃虚衰，本书首次明确提出"内伤脾胃"并非"脾胃内伤"，也有脾胃实滞，首次对滞伤脾胃进行了较为系统的论述，进而创造性地提出现代脾胃病的发病规律——"因滞而病"。

参考文献

［1］张年顺. 释"阴火"［J］. 河南中医，1983（2）：17.

［2］吕光耀，张新春，周光，等. 李东垣风药应用中升麻与柴胡配伍特色分析［J］. 山西中医，2009，25（8）：37-38.

［3］李翌萌，马超，白长川. 论东垣通降法［J］. 中医临床研究，2016，8（22）：67-68.

［4］白长川. 中医人文文化特点与中医现代化［J］. 医学与哲学，1998（4）：208-209.

［5］竺可桢. 中国近五千年来气候变迁的初步研究［J］. 考古学报，1972（1）15-38.

［6］陈春燕. 饮食和生活习惯与胃息肉发病风险相关性的病例对照研究

［D］. 扬州大学，2018.

［7］杨旭东，胡静，夏清平，等. 神曲 1 号、2 号对脾虚小白鼠肠道菌群调整及肠保护作用的研究［J］. 中国微生态学杂志，2004，16（5）：278-281.

［8］王晓飞，周金影，金向群，等. 麦芽的药理研究及临床应用［J］. 中成药，2007，29（11）：1677-1679.

［9］张茜，周洪雷，朱立俏，等. 莱菔子化学成分研究进展［J］. 辽宁中医药大学学报，2018，20（4）：137-140.

［10］罗永祥，彭燕. 乙醇对胃黏膜损伤的机制研究概况［J］. 西南军医，2011，13（1）：122-124.

［11］贺伟，郭伶伶，张祎，等. 饮酒的危害与中药解酒之功效［J］. 辽宁中医药大学学报，2012，14（4）：50-52.

［12］田活，郭瑞华. 酒疸病因病机浅析［J］. 辽宁中医药大学学报，2006，8（5）：11-13.

［13］张帆，龚枚，雷晓梅. 肠道微生态与中医"脾胃湿热证"［J］. 辽宁中医杂志，2010，37（S1）：336-338.

［14］刘晶晶，张贵君，彭慧，等. 黄芩清热燥湿和泻火解毒药效组分分析［J］. 辽宁中医药大学学报，2013，15（11）：78-80.

［15］于鹤轩. 蒿芩清胆汤加味治疗慢性胃炎脾胃湿热证临床观察［J］. 辽宁中医药大学学报，2007，9（1）：97-98.

［16］［美］Drossman D A. 罗马Ⅳ功能性胃肠病肠-脑互动异常［M］. 方秀才，侯晓华，主译. 北京：科学出版社，2016：12-88.

［17］楚瑞阁，谢斌. 情志干预对大鼠胃溃疡愈合的影响机制［J］. 辽宁中医药大学学报，2007，9（6）：38-39.

［18］战丽彬，牛新萍，白长川. 论脂浊致病［J］. 中华中医药学刊，2007，25（6）：1103-1105.

［19］吕金仓，白亚平. 李佃贵教授浊毒证用药经验介绍［J］. 新中

医，2013，45（5）：193-195.

[20] 王琦．脾胃外感论 [J]．浙江中医杂志，2016，51（11）：782-785.

[21] 钱华，李春婷．清热化湿益气活血方对幽门螺杆菌感染小鼠血清一氧化氮的影响 [J]．中国中西医结合消化杂志，2008，16（5）：325-327.

[22] 刘江龙，刘娟萍，郭红莲．失笑散合痛泻要方加味根治幽门螺杆菌感染性胃病疗效观察 [J]．中国现代药物应用，2014，8（16）：154-155.

[23] 吕占泰．黄芪建中汤对幽门螺杆菌感染脾虚大鼠丙二醛和超氧化物歧化酶的影响 [J]．现代中西医结合杂志，2006，15（14）：1880-1881.

第四章 脾胃学说的现代研究

第一节 脾胃学说与肠屏障功能

肠道是人体消化、吸收营养物质的主要器官，肠道屏障起到阻止肠腔内细菌及毒素等有害物质侵入机体的作用，在机体调控应激反应、生成炎症介质方面，肠道也起到重要作用，如多脏器功能障碍，有研究认为，肠道黏膜屏障在其发生发展中起到重要的作用。肠屏障是指肠道能够防止肠内的有害物质如细菌和毒素穿过肠黏膜进入人体内其他组织、器官和血液循环的结构和功能的总和。它包括：肠黏膜上皮、肠黏液、肠道菌群、分泌性免疫球蛋白、肠道相关淋巴组织、胆盐、激素和胃酸等。根据组成及作用机制不同，肠道屏障可以分为机械屏障、化学屏障、免疫屏障以及生物屏障。肠道黏液层、肠黏膜上皮细胞、上皮细胞间紧密连接等共同构成了肠道机械屏障。胃肠道分泌的胃酸、胆汁以及各种消化酶、溶菌酶、黏多糖等化学物质共同构成了肠道的化学屏障。肠道常驻菌群的微生态平衡状态构成了肠道的微生物屏障。肠道免疫系统构成了肠道的免疫屏障。在正常生理状态下，肠道屏障能够阻止肠腔的细菌和分解代谢的有毒物质侵入机体。在严重感染、创伤、休克等应激状况下，在病理状态下，如果由于各种应激因素导致肠道屏障功能受损，不能发挥屏蔽细菌毒素的作用，肠内细菌及内毒素就会穿过肠壁侵入机体，造成细菌毒素易位，进而会导致多器官功能障碍。脾胃学说源自《内经》，奠于仲景，东垣为大成，概言"内伤脾胃，百病由生"，后世深研其说，李中梓始言"脾胃为后天之本"。中医学认为，人体是一个有机的整体，脾胃学说并非只言脾与胃，也包含了肝、胆、小肠、大肠等对人体消化、吸收、代谢饮食物起重要作用的脏腑。其中，脾胃的生理功能特点起到了关键作用，故以概之。肠屏障系统与中医脾胃学说在营养吸收、免疫预防等方面存在着千丝万缕的联系和共同点。

一、脾胃学说与营养素消化吸收

胃主受纳腐熟水谷，其以通降为顺，饮食物在胃中经腐熟为食糜之后，再向下推送，由脾运化精微，小肠泌清别浊，进一步吸收。《素问·六节藏象论》云："五味入口，藏于肠胃，味有所藏，以养五气，气和而生，津液相成，神乃自生。"此段即阐述了胃受纳水谷并有腐熟食糜的功能，只有胃之受纳功用正常，方能化生精微有源，才能进一步将精微物质转化为气血、津液等营养物质。《灵枢·玉版》云："人之所受气者，谷也。谷之所注者，胃也。胃者，水谷气血之海也。"《灵枢·营卫生会》云："中焦亦并胃中，出上焦之后，此所受气者，泌糟粕，蒸津液，化其精微，上注于肺脉，乃化而为血，以奉生身，莫贵于此。"由此方可以气血津液濡养脏腑、官窍、百骸等机体组织，并维持正常之生理功能。《素问·经脉别论》云："饮入于胃，游溢精气，上输于脾；脾气散精，上归于肺；通调水道，下输膀胱。水精四布，五经并行。"胃以受纳之功，饮食入胃，腐熟水谷，胃气输精微于脾，脾运化上输于肺，肺乃传输四旁及诸脉，完成水谷精微之吸收，胃并将水谷之糟粕通降于小肠、大肠，再经泌清别浊进一步吸收，之后糟粕自魄门排出，完成了水谷之代谢。此番水谷吸收、代谢之过程，胃气之功甚巨。胃者，六腑之官，其属阳，体阳而用阴。腑属阳，为阳明之土，其喜润，通降为用而为阴。皆言胃喜润而恶燥者，慎之，因胃者阴阳合和，燥湿相济为其用，言通降为顺者，慎之，胃阳升之气能助脾升发，通降之性能推水谷沉降，故当以和为用。和胃之中，通降、润泽为胃之属性偏颇，但并非绝对之义。《灵枢·平人绝谷》载道："胃满则肠虚，肠满则胃虚，更虚更满。"胃通降之用，使得胃腑处于暂时之空虚状态，方可容水谷，并将水谷腐熟为食糜之后连续不断向下推动，再呈空虚之态，这一虚实节律转换状态，保障了水谷能入，精微有源，糟粕得出，机体的组织器官能够得到有效的营养供给，恒动向下是这一过程的特点。同时，在水谷转化为精微的过程中，脾之运化起到了关键作用，"脾气散精"者，以脾为胃行其津液，将其转化为精微之物，更进一步向上输布于肺，在肺中与外界清气相合，乃有宗气、营血之成。此如《笔花医镜》所言："脾属土……以蒸化谷食，上输谷食之液，以灌溉脏腑，故人生存活之源。"脾为全身气机运化之枢，《灵枢·邪客》高度概括了人体气机运化的生理之常："五谷入于胃也，其糟粕、津液、宗气分为三隧，故宗气积于胃中，出于喉咙，以贯心肺，而行呼吸焉。营气者，泌其津液，注之于脉，化而为血，以荣四末，内注五脏六腑，以应刻数焉。卫气者，出其悍气之慓疾，而先行于四末分肉皮肤之间，而不休者也。"中医学认为，人体元气的充沛是维持机体生命活动的基础。人体之元气的生成、转输与脾的运化功能密不可分，元气乃由水谷精气滋养生成，脾能将水谷精微化生清轻之气，上输于肺，并与吸入之外界清气共成宗气，其中泌生之营荣之气乃化津成血。气悍利慓疾者发于肌隧以卫外，气柔顺多营者行于脉内而成荣内。脾胃之合用，功能正常，方能水谷入，精微生，元气得以滋养，诸营卫气血津液充盛，机体组织得以濡润充盛。《素问·阴阳应象大论》云："清阳出上窍，浊阴出下窍；清阳发腠理，浊阴走五脏；清阳实四肢，浊阴归六腑。"此乃谓以阴阳归属论人体气之运行规律。清阳、浊阴皆由水谷精微化生而成，其中清轻者属阳，浊重者属阴。象法天地，清阳上升，浊阴下降。清阳出外，浊阴入里。脾胃纳水谷而生精微，将清浊二分，脾主升清，胃主通降，以其功性，则人体之清升浊降乃成。或有言浊为糟粕者，未免片面，糟粕归六腑尚勉强言之可行，然糟粕走五脏岂不为害？但脾胃之升降者，故脾主升，胃主降，然胃阳亦助脾之升清，东垣所言"胃者阳土也，主动而不息"，脾本阴土，其主静而不动，"受胃之阳气能上升水谷之气于肺"，二者阴阳相合、升降相反相成而为用。脾为阴土属脏，胃为阳土属腑，脾升胃降的生理功能正常，脾可正常运化水谷精微之气，并将之输布脏腑，灌溉四旁以营养周身。胃可正常受纳腐熟水谷，并将水谷糟粕下输于小肠以分清泌浊，再沉降于大肠以传导糟粕，最后经魄门排出代谢废物。脾胃和则升降之功乃各司常用，升清、降浊二者相反相成，相互促进，方可气血津液充盈有源，脏腑百骸得以充养，器官功能正常，机体康健无病。

现代医学认为，消化是把食物中不能溶解、结构复杂、不能渗透的大分子物质，水解为简单的、可溶的小分子物质，使其能透过消化管上皮，再由循环系统运送至全身，为组织细胞利用，分为机械消化、化学消化和生物消化。吸收是食物分解后产生的营养物质经消化管上皮细胞膜进入血液与淋巴的过程。整个消化管的运动功能，起到混合和推动内容物的作用。消化液、消化酶起到化学消化作用，消化道微生物起到生物消化功能。胃主要起到物理、化学消化作用，只吸收乙醇及少量水分，这与中医学的胃主受纳相符。大肠在现代医学中被认为吸收水分和盐分，主要起到形成、贮存和排泄粪便的功能，其中的微生态构成能起到消化吸收部分营养素的作用，这与中医的大肠传化糟粕相符。小肠是现代医学认为消化产物的主要吸收部位，与中医学的小肠主受盛化物相符，在现代医学解剖生理学中，小肠中大量各种消化液、消化酶的消化功能和小肠绒毛的吸收功能，与中医学"泌清"相符，而小肠运动既可以增加吸收面积，又可以起到"别浊"之功能。脾胃学说所代表的中医消化系统理论与现代医学解剖生理相符，脾胃的升清降浊、受纳运化则包含了多个解剖器官的生理功能的综合。其中，小肠在吸收营养要素（水谷精微）方面至关重要，而中医脾的运化水谷精微、运化水湿则与小肠、大肠对营养物消化吸收，对水分、盐分吸收相呼应。

营养支持疗法被认为是 20 世纪以来重大医学进展之一，越来越被医疗界所重视。在临床上，许多患者由于消化系统疾病而发生营养不良状态，进而使得其生理状态减退，进而增加发生其他疾病的风险，也会使得本已存在的疾病更加难以得到有效的治疗改善。目前，已经有循证医学研究表明，营养支持疗法能够对许多疾病的临床治疗起到促进作用，可以提高治疗效果，改善患者的生活质量。

随着社会的发展，人口老龄化的趋势愈加不可避免，就疾病谱而言，慢性病、老年病等疾病的发病率愈来愈高，而老年人的营养吸收状态必然是呈下降趋势，这种营养状况不良或不均衡的人群的增加，必然会增加相关疾病发生的概率，这些疾病中既包括常见的心脑血管疾病、代谢系统疾病，也包括恶性肿瘤以及存在多系统损害的危重疾病。目前来看，对于心脑血管疾病、代谢系统疾病的一、二级预防是最为重要的治疗措施之一，其性价比更高，如果能够在营养支持治疗方面有更进一步的研究发展，应该可以更有助于降低这类疾病的发病率、病死率。许多恶性肿瘤的治疗目前尚为姑息治疗，而其必然伴随着营养不良状态，在同等的医疗条件下，从这一方面着手，可以部分延长病人的生存时间，有效改善其生质量。危重症患者存在着多系统损害，甚至多系统功能衰竭状态，改善其营养代谢状态，可以提高机体组织的免疫状况，以及改善应激因素所造成的损害。目前来看，对于疾病的认识不应该只是从单一器官、系统来看待，许多疾病是在机体的系统性病理改变基础上发生，并突出表现于某一器官、系统的。人体的营养状况则是机体最大的一个基本状态，改善这一基础状态，调整营养代谢紊乱、纠正营养不良状态，也是对疾病治疗的一个基本手段。现代医学的营养支持疗法一般分为肠内营养和肠外营养两种措施。在 20 世纪 80 年代以前，肠外营养较受重视，许多疾病（尤其是消化系统疾病，包括消化道手术）倾向于应用肠外营养，之后随着医学科学的进步，以及循证医学的发展，肠外营养的弊端逐渐被发现，进而肠外营养的应用也逐渐形成了较为严格的应用指征及适应证。随之而来的是对肠内营养认识的逐渐深入和认可，目前在医疗界对于营养支持的共识即是"肠道有功能就利用它"，建议临床上应尽量采用肠内营养疗法。

一般认为，肠内营养疗法有以下优点：①符合人体生理状态，减轻全身炎症的分解代谢反应，有利于胃肠动力、消化和吸收功能的恢复。②维护胃肠屏障功能，减轻肠道细菌易位，降低肠道通透性。③肠内营养可增进肝血流，促进胃肠道激素分泌，提高肝脏对营养底物的耐受性，预防肝内胆汁淤积及肝功能损害。④维护胃肠免疫功能，降低感染发生率。

中医学认为，脾胃为"后天之本""气血生化之源"，脾胃功能正常，则水谷能生成精微而化生气血津液，滋养脏腑百骸，脾胃功能异常，则水谷不能正常化生精微，则气血亏虚，脏腑失养，东垣谓之"内伤脾胃，百病由生"。将中西医相互参对，这种气血亏虚、脏腑失养的状态，与现代医学的营养不良或不均衡状态，二者是一致的。因此，对于现代医学的营养不良状态，完全可以从中医脾胃学说辨证论治。比如，对于老年消化不良患者，现代医学多以动力下降、消化酶分泌不足来解释，中医学则可以从健脾益气、消食化滞等方面着手，而且从临床疗效来看，许多应用促动力药、消化酶、益生菌制剂无效的患者，都在中医辨证论治之后获得了满意的疗效。

二、脾胃学说与肠屏障功能障碍的治疗

肠道屏障功能的损伤因素是多方面的，许多因素都会导致肠黏膜萎缩、完整性破坏，多重屏障功能受损，发生肠屏障功能的障碍，进而导致肠腔内细菌及毒素突破肠屏障侵入机体，导致疾病。常见的破坏肠屏障因素有以下几个方面：

1. 感染
感染包括肠道本身和腹腔内感染，以及肠道外感染（如肺

炎）。

2. 营养不良和静脉营养

机体的营养不良状态，必然同时存在着肠黏膜的营养供给不足状态，进而发生肠黏膜的萎缩；在肠黏膜的营养供给中，只有少部分由动脉血供，而更多的营养需求来自于对肠腔内营养物质的直接吸收。静脉营养时，肠黏膜的营养供给不能够充分足量，导致了肠黏膜发生萎缩，造成肠屏障功能障碍。

3. 肠腔内微生态

肠腔内存在着菌群微生态的平衡，益生菌、条件致病菌、致病菌的平衡状态被打破，致病菌等有害菌的过度生长必然增加对肠黏膜屏障的损害，益生菌的减少也会导致营养物质代谢过程的紊乱，增加营养不良发生的风险，进而影响肠黏膜的营养状态，使得肠黏膜萎缩发生概率增加。

4. 内毒素

各种感染性疾病（尤其是重症感染）所产生的内毒素会导致体内 NO 的增多，并攻击损害肠黏膜，破坏其屏障功能。

5. 应激因素

应激因素包括大面积烧伤、器官移植、重症感染、大量出血等，其会影响肠黏膜血供，造成急性肠黏膜损伤，影响肠屏障功能。

6. 药物因素

吲哚美辛类药物等，会抑制肠黏膜内前列环素的产生，使得黏膜上皮通透性增加，进而增加细菌移位风险，并且会影响肠黏膜再生，造成肠道出血性疾病风险增加。免疫抑制药物如化疗药物和抗移植排斥药物、抗酸药均可破坏肠黏膜屏障，并且会对肠道微生态平衡产生影响。

现代医学对于肠屏障功能的认识逐渐深入，并对保护肠屏障的治疗措施逐渐发展和丰富。肠道的黏膜血供在多种疾病状态下会受到影响，导致肠黏膜屏障功能的损害。临床常应用血管扩张药物来改善腹腔供给肠道血管的痉挛状态，增加肠黏膜血供，纠正肠黏膜缺血状态；而应用氧自由基清除剂，可以缓解氧自由基过度产生所造成的氧化性损害；给予 iNOS 抑制剂防止内毒素导致的肠黏膜损伤及细菌移位等。肠黏膜屏障功能受到多方面因素的影响，因此其发病机制目前尚未完全明确，目前来说，在改善血供方面的治疗更为常见以及被认可，科学的肠内营养能够有效供给肠黏膜所需的营养，并且能够改善肠腔内微生态，也为临床所重视和常用。

整体观是中医学的基本特点之一，中医学认为，人体的各脏腑、器官、组织、气血是相互联通，相互影响的。人体之疾病不能仅仅着眼于病变部位，而是与机体的整体状态存在密切的联系，只有从整体上把握判断机体的功能状态，才能进行有效施治。现代医学也逐渐对整体观念更加认可，近年来，整合医学成为医疗界的大势所趋。中医学认为，正气充盛抵御病邪，正气衰惫，不能固外而御邪。气有固摄之功，卫气行于脉外肌表，脾胃虚衰，精微匮乏，气虚乏源，会导致气之固摄御邪功能下降。肌表者并非皆在皮肤，御邪于外之处应为肌表之义，故此肠壁亦为肌表，肠壁之御邪能力下降，即可表现为肠黏膜萎缩，屏障功能障碍。

四君子汤是中医健脾益气的代表方之一，其用参苓术草四药，具有益气和中，健脾化湿的功效。现代研究发现，四君子汤在改善肠屏障功能方面具有较好的疗效。膳食纤维能够保障肠黏膜的完整性，以增强肠屏障功能，加强预防肠道有害菌即毒素侵入机体造成损害。关于四君子汤的研究发现，与对照组比较，膳食纤维营养可以降低患者血清中二胺氧化酶（DAO）及 D-乳酸的含量，起到改善和修复肠道黏膜屏障功能的作用，实验中与中药四君子汤联用组比较，后者改善的程度更明显，是三组中效果最好的。膳食纤维组能改善部分患者的消化道症状，与对照组比较差异无统计学意义，而联用四君子汤组对患者的临床症状改善更加明显，从而认为中药四君子汤不仅能够对肠道黏膜屏障功能改善有效，并且在改善脾虚证患者临床症状方面疗效突出，与膳食纤维营养联用后的协同作用，效果更好，明显优于单用膳食纤维营养。同时，在观察四君子汤对解除肠梗阻后小肠黏膜屏障的影响中发现，四君子汤能够促进受损肠黏膜的修复，并认为四君子汤修复肠屏障的作用可能与多个方面相关，其中包括增加胃肠细胞表面黏液糖蛋白的作用，促进肠上皮细胞的更新，改善肠黏膜血供以及抗氧自由基损伤等。

　　正邪之争，是中医发病学的重要方面。扶正祛邪是中医治疗学的主要治则。在肠道疾病中，许多患者可辨证为湿热蕴结，此湿热之邪，当以下法清热除湿，大黄为常用之药。有研究发现，大黄酸能增强受损伤的肠黏膜上皮细胞 PCNA（增殖细胞抗原）的表达，抑制细胞凋亡的标志蛋白 PARP 降解产物的表达，促进肠上皮的生长，抑制上皮细胞凋亡，从而为肠黏膜损伤产生保护和修复作用。承气汤类方是张仲景所立的治疗里实热结之方，也是攻下祛湿热的代表方剂。许多研究发现，承气方剂对肠屏障功能具有明显的保护作用。目前认为，多器官功能障碍综合征

（MODS）的发生与肠屏障功能缺损、肠道细菌及毒素移位密切相关。有研究发现，承气方剂能够明显提高 MODS 大鼠肠组织二胺氧化酶含量、提高肠黏膜组织蛋白含量、提高肠内容物中 SIgA 含量，降低血中内皮素含量、降低肠组织中 NO 和 iNOS 水平，认为承气汤方剂具有保护肠屏障功能的作用，从而对 MODS 具有防治作用。一般认为，攻下类方药能够增强肠蠕动，大承气汤能够增强大面积烧伤大鼠肠道蠕动功能，并且大承气汤组的组织结构病理改变较对照组明显减轻。大承气汤作为攻下祛湿热的代表方，具有现代医学意义上的抗炎作用，有研究发现，应用大承气汤组急性肠缺血再灌注损伤的大鼠，其血中炎性介质、中性粒细胞数均显著降低，并且还发现大承气汤能够增加肠黏膜血供。还有研究发现，承气方剂能够改善肠道微生态，维持肠道微生态的平衡，对神经内分泌和免疫系统也具有调节作用。同时，也有许多研究发现，中医的清热解毒、活血化瘀、通里攻下类中药在防治肠损伤方面有重要作用，其机制可能与改善肠道微循环、降低微血管通透性、保护肠道机械屏障的完整性、抗氧化、祛除有害菌（毒素）等有关。应该说，现代医学在保护肠屏障方面的药物大多是单一靶点的，中医药手段的治疗则更多是多个靶点、多个层面、多种机制共同发挥作用，所以效果更为突出。现代药理学对于中药的研究是临床用药之参考，而非施治之根据。因此，在应用中医药手段治疗时，需要严格遵守中医学整体观念和辨证论治的原则进行施治，万万不可忘了根基。

参考文献

［1］吕宾．肠黏膜屏障与肠功能障碍［J］．现代消化及介入诊疗，2013，18（4）：232-234.

［2］危北海，周滔. 中西医结合脾胃证本质研究与营养支持疗法［J］. 中国中西医结合杂志，2014，34（1）：5-8.

［3］丁连安. 肠屏障功能障碍［J］. 肠外与肠内营养，2005（1）：55-58.

［4］杨武，肖桦，黄永坤. 肠屏障功能障碍发生机制与诊断治疗［J］. 实用儿科临床杂志，2007（19）：1514-1518.

［5］陈江，舒志军. 肠屏障功能损伤的研究进展及中医药治疗［J］. 现代中西医结合杂志，2006（1）：116-118.

［6］丘惠嫦，楼慧玲，马军，等. 四君子汤联合纤维膳食营养对老年胃肠功能不佳患者肠屏障功能的作用［J］. 广东医学，2012，33（15）：2349-2350.

［7］单涛，于向阳，周振理，等. 四君子汤对家兔肠梗阻解除后肠黏膜屏障的影响［J］. 中国中西医结合外科杂志，2010，16（3）：319-323.

［8］马莉，曾慧红，饶瑜红，等. 大黄酸对受损肠黏膜上皮增殖细胞核抗原及 PARP 降解产物表达的影响［J］. 解剖学杂志，2016，39（6）：664-666+644.

［9］解基良，张志尧，吴咸中. 承气方剂对肠屏障功能保护作用的实验研究［J］. 中国中西医结合外科杂志，2002（3）：55-57.

［10］刘勇，岑瑛，卢元刚，等. 大承气汤对严重烧伤大鼠早期肠道组织结构和蠕动功能的影响［J］. 中华烧伤杂志，2012，28（5）：384-385.

［11］高悦，罗燕，陈光远，等. 大承气汤对大鼠肠缺血再灌注损伤的保护作用［J］. 中药药理与临床，2013，29（2）：10-12.

［12］陈海龙，吴咸中，关凤林，等. 大承气汤对 MODS 时肠道细菌微生态学影响的实验研究［J］. 中国微生态学杂志，2007（2）：132-134.

［13］苏征，方步武，吴咸中. 大承气颗粒药物血清增强小鼠肠上皮内淋巴细胞产生 IL-2 及 IL-6 的作用研究［J］. 中药药理与临床，2009，25（1）：1-3.

［14］任翔. 黄芩苷对肠上皮细胞缺氧复氧损伤后屏障功能的影响［D］.
滨州医学院，2015.

［15］何俗非，施丽婕. 活血化瘀法干预溃疡性结肠炎肠屏障功能障碍
［J］. 吉林中医药，2010，30（7）：559-560.

第二节　脾胃学说与脑-肠轴

胃肠生理学认为，胃的分泌和运动受到中枢神经系统影响。
19 世纪末美国外科医生博蒙特用了 8 年多的时间对人体胃瘘进行
了大量观察研究，对消化生理学的创立和发展作出了杰出贡献。
他在研究中发现了神经、精神因素对消化的影响，进而提出大脑
与胃运动联系的概念。胃肠道具有由感觉神经元、中间神经元及
支配运动神经元组成的肠神经系统，被称为人的"第二大脑"，
这一独立的神经系统不仅能够支配胃肠的功能活动，并且还与抑
郁症等心理、精神疾病有密切关系。胃肠道活动的信息传入中枢
神经系统，并由中枢神经系统调控的相互作用，称为脑-肠互动。
参与脑-肠互动的因素主要包括中枢神经系统、肠神经系统、自
主神经系统及认知、心理、行为等。脑-肠轴互动机制中承担神
经传递功能的物质被称为脑肠肽，包括胃泌素、胃动素、血管活
性肠肽、P 物质及 5-羟色胺等。由于这一调节机制的存在，使得
中枢神经系统与肠神经系统之间互相影响，胃肠道的神经刺激可
以传入中枢神经，发生情绪、精神、心理的变化，反之，精神心
理异常可以通过影响中枢神经系统并传入肠神经系统，导致胃肠
道的症状发生。中医学从整体观念出发，对七情致病早有论述，
认为不同的情志异常会导致肝郁、脾虚等脏腑功能改变，进而发

生疾病。

一、忧思伤脾与脑-肠轴

肠-脑相关的观点在中医学的典籍中早有论述。《内经》作为中医学最早的医学典籍，其中即可见。《素问·宣明五气》云："五脏所藏：心藏神、肺藏魄、肝藏魂、脾藏意、肾藏志。是谓五脏所藏。"此义为人的精神思维分别为五脏所主管，表现为情志活动。在《灵枢·本神》中对五脏各所主之情志与五脏虚实病变进行了阐述。尽管中医学将各种精神活动归属于不同脏器主司，病理变化也各归其脏器，同时，因为各脏之间是互相联系的整体，而不是单独存在，所以这些情志活动不仅会影响相对应的脏器功能，同样也会对其他脏器的功能产生影响。《灵枢·本神》曰："故生之来谓之精，两精相搏谓之神，随神往来者谓之魂，并精而出入者谓之魄，所以任物者谓之心，心有所忆谓之意，意之所存谓之志，因志而存变谓之思，因思而远慕谓之虑，因虑而处物谓之智。"其对人的精神意识思维活动进行了朴素亦准确的描述。脾藏意，主思，意、思是人对事物的分辨思考能力，是一种高级精神、意识、思维活动。中医学认为，脾主运化，能传输水谷精微上输，清窍得充，即思维敏捷；如脾失健运，脾气郁结，运化失常，则精微不足，不能充养，即失眠健忘。《素问·阴阳应象大论》曰"思伤脾"，反之如果思虑过度，则忧思伤脾，即《灵枢·本神》所谓，"脾愁忧而不解则伤意，意伤则悗乱，四肢不举，毛悴色夭，死于春。"

现代医学认为，过度思考时，人体会分泌许多肽类神经递质，常见的有5-羟色胺、胃泌素、胃动素、胆囊收缩素、血管活性肠肽（VIP）等，这些神经递质广泛参与外周及中枢胃肠功能的调节，脑-肠轴、脑-肠互动由这些递质发挥功效。随着现代科学技术的进步以及医学的发展，分子生物学技术已经在脑-肠互动机制的研究中得以大量应用。有研究采用放射免疫测定分别检测受试者血浆 VIP、神经肽 Y（NPY）和神经降压素（NT）水平，发现肠易激综合征（IBS）患者血浆脑肠肽水平与症状有一定的联系，表现为 IBS 患者的血浆 NT 水平均显著升高，而 NPY 和 VIP 水平因 IBS 亚型的不同而有差异，从而认为脑肠肽作为调节胃肠运动功能和感觉功能的重要因素，可能与 IBS 的发生、发展有必然的内在联系。有学者对中医药对脑-肠轴、脑肠肽的作用进行了研究，通过测定行气润肠汤组便秘型肠易激综合征大鼠 5-羟色胺（5-HT）、P 物质（SP）、血管活性肽（VIP）水平，认为行气润肠汤降低了便秘型肠易激综合征大鼠肠道 5-HT、VIP、SP 的分泌，从而改善便秘症状。有学者通过观察逍遥煎剂对腹泻型肠易激综合征大鼠血清 5-HT、NO 的影响，认为逍遥煎剂有显著的止泻作用，逍遥煎剂治疗肠易激综合征可能与 5-HT、NO 的改变有关。

二、脾胃升降与脑-肠轴

《素问·六微旨大论》云："出入废则神机化灭，升降息则气立孤危。故非出入，则无以生长壮老已；非升降，则无以生长化收藏……故器者生化之宇，器散则分之，生化息矣。故无不出入，无不升降。化有小大，期有近远，四者之有，而贵常守，反常则灾害至矣。"此言运动是事物的存在方式，人体同样也是如此，只有新陈代谢的活动正常进行，才能保障机体的生理状态，一旦这种新陈代谢活动减缓、停滞，就会发生疾病，甚至神明不存。中医学的这种恒动观是古代人民通过对自然界的观察进行哲学思考得来的，对于消化系统疾病而言，这种恒动思想甚为重要。

近年来，现代医学对消化道动力障碍性疾病的研究愈加重视，对其流行病学、发病机制、诊断和治疗等进行了深入广泛的研究。现代医学认为，消化道运动是一个十分复杂的过程，受神经和体液的调控。尽管对消化道动力的研究逐渐深入，包括从分子生物学、细胞组织学、电生理学、神经-内分泌-免疫等微观层面，乃至器官组织、整合消化系统等宏观层面的研究报道诸多，但是，对于消化道动力障碍性疾病的发病机制仍处于探索之中。一般来说，消化道动力障碍性疾病可以发生在消化道的各个部位，以食管、胃、肠为多见。食管动力障碍性疾病常见的有胃食管反流病、贲门失弛缓、食管痉挛等，表现为反酸、胸骨后烧灼感、吞咽障碍、呕吐等症状。胃动力障碍常见有胃轻瘫、功能性消化不良等，主要表现为腹胀、早饱、恶心、呕吐等症状。肠动力障碍性疾病中最常见的就是肠易激综合征，主要表现为腹痛、腹泻或便秘等症状。目前，现代医学主要应用于治疗消化道动力障碍性疾病的药物包括：胃肠动力药（促胃肠动力药、抑制胃动力药、胃肠动力调节剂）、抑酸剂、黏膜保护剂、胆汁结合剂、微生态制剂以及抗抑郁药。现代医学认为，这类疾病的发生与胃肠动力障碍相关，同时可能与胃肠分泌功能，内脏感知，精神心理与应激，感染与炎症，神经与激素及免疫功能等有关，但机制的复杂不确定性，导致相应的药物治疗也相应匮乏。

中医学虽无"胃肠动力"之说，但中医学的恒动观即包含了

这一方面的内容。《素问·灵兰秘典论》云："脾胃者，仓廪之
官，五味出焉。"脾胃是人体消化饮食物的主要器官，能够容纳食
物，并将食物转化为人体能够吸收利用的营养物质。《素问·经脉
别论》云："饮入于胃，游溢精气，上输于脾；脾气散精，上归
于肺；通调水道，下输膀胱。水精四布，五经并行。"其将人体
消化吸收饮食物的过程进行详尽阐述，其中早期关键的环节就是
胃的受纳腐熟食物以及脾的运化精微过程。《灵枢·经水》云：
"六腑者，受谷而行之。"其对胃的生理功能进行阐述，饮食物入
胃之后，经胃之腐熟后下行传输方能正常转化精微，故有云"腑
以通为用"。《灵枢·本神》云："脾藏营，营舍意，脾气虚则四
肢不用，五脏不安；实则腹胀，经溲不利。"其对脾虚不能转化
精微所引起的疾病症状进行描述。总的来说，中医学将人体的消
化功能主要归属于脾胃，并且认为脾胃的受纳传输转运功能是消
化功能的最重要环节。中医学认为，脾主升，胃主降，升则精微
乃运，降则水谷乃入。此脾胃升降的运动，是维持人体对饮食物
消化吸收活动的基本保障。胃为腑，以降为顺；脾为脏，以升为
职。脾升胃降的对立统一运动，二者是相反相成，相互促进的。
"脾宜升则健，胃宜降则和"。《顾氏医镜》曰："升降者，病机
之要也。"脾胃位于中焦，纳水谷化精微之所，为人体消化系统
之关键之地，二者的升降运动是整个消化系统动力正常的保障。
脾胃气机出现升降不及或升降相逆，则可直接引起胃肠乃至消化
道的运动功能障碍。《素问·逆调论》曰："胃者六腑之海，其气
亦下行，阳明逆不得从其道，故不得卧也。"其指阳明胃腑以通
降向下为正常生理节律，胃气的向下通降之力也保障了饮食糟粕
能够通过小肠、大肠、魄门排出体外的过程。一旦胃气之通降失

常，就会导致水谷饮食不能正常传输，停滞胃腑，并且会影响糟粕排泄，诱发腹胀满之症，积滞于中，不通则痛，则表现为胃痛、腹痛。胃气不降而反逆于上，即会恶心、呕吐。从临床表现来看，脾胃升降失职之证也与现代医学的胃肠动力障碍性疾病的临床表现十分相似，进一步说明脾胃是人体气机升降的枢纽，脾升胃降是胃肠运动的基本动力。中医学认为，机体的脏腑器官之间是相互联系的，胃肠运动功能的正常与否，与其他脏腑的功能也有相当密切的关系，即如肝之疏泄，胆之升发，肺之肃降，肾之温煦等，这些脏腑在生理状态下相互协调保障了消化系统的正常运行，病理状态下则相互影响。

中医学认为，脾胃气机升降失常，气机阻滞中焦是消化系统疾病的主要病机。故此，但以复脾胃之升降，气机之流畅，则为施治之要。一般来说，脾升胃降，是气机之常，然而事物总有其内在的两面性。胃气之降，为其用，东垣则论胃气亦有升，乃能助脾之死阴升发。所以，临证之时亟须分辨清晰气机之所苦，方能有的放矢。学界也有许多研究证实，从脾胃升降角度出发，对于消化道动力障碍性疾病进行治疗，有较好疗效。实验研究发现，脾虚患者多有胃肠道激素分泌功能的异常。有学者通过观察调理脾胃升降法治疗功能性消化不良（FD）的临床疗效及对血浆胃动素（MOT）水平的影响，发现中药治疗组能明显改善 FD 患者血浆胃动素过低状况，而西药对照组对胃动素无明显改善作用，从而认为中药调理脾胃升降法可明显改善 FD 病人过低的血浆胃动素水平，从而促进胃肠道的运动，改善症状，恢复整体功能以治其本，这可能是治疗功能性消化不良的重要机制。另外，通过对自拟中药升降汤（黄芪、枳壳、白术各 15g，干姜 3g，草豆蔻 4g，酒大黄、竹茹各 8g，代赭石 20g，槟榔 10g，甘草 5g 等）对胃肠蠕动的作用及对胃肠激素的影响进行观察比较，认为升降汤可促进小鼠的胃肠蠕动，提高小鼠小肠组织的胃动素及降低生长抑素水平。此外，通过采用 X 线胃内钡条排空率、胃电图节律的变化及检测胃动素、胃泌素水平的方法对自拟和胃汤进行研究，证实和胃汤对 FD 患者胃排空有促进作用。

但是以胃肠道动力为主要表现的消化道动力机制并非只有"快""慢"二字，也要看到在临床上不少患者表现为消化道动力的紊乱。其中包括胃、十二指肠动力紊乱，肠动力紊乱等。如功能性消化不良可表现为腹胀、早饱，部分患者并非胃动力下降，而是胃、十二指肠运动不协调，可能出现幽门通过不良，也可能出现胃内消化液的过早下排，从而发生消化不良样症状。再如吞咽功能紊乱，有的患者并非食管动力不足，而是食管动力的不同步或者对不同食物的反应性蠕动紊乱。研究证实，许多中药、方剂对胃肠动力有着双向调节作用，因此，中医药手段治疗此类疾病不能仅仅着眼于"快马加鞭"或"慢条斯理"，而应进一步研究其更深层面的作用机制。应用中医药治疗动力障碍性疾病时，一定要从患者的临床表现出发，辨证论治，才能取得良好的疗效。

脑-肠轴学说理论是消化系统研究的重要方面，尤其在整合消化病学方兴之时，对于脑肠、肠脑的研究日益深入，已有学者从比较生物学的研究表明，早在无脊椎动物及原始的脊椎动物体内就有脑和胃肠道双重分布肽类的现象，从而认为这是生物进化过程中保留下的重要特征之一。中医学包含着系统论、整体观、恒动观等哲学思想，在消化系统疾病方面的认识主要以脾胃学说为指导。从脾胃学说中可以发现许多方面与现代医学脑-肠轴理论相通之处，在今后的临床、研究中，如果能够更好地将这些中西医相互吻合的理论加以科学阐述，将可以为中医学科学化开通一条新的通道。

参考文献

［1］胥晓琦. 中西医结合解读脾胃神关系［N］. 中国中医药报，2005-2-24（03）.

［2］胡品津. 从脑-肠互动的高度认识肠易激综合征［J］. 中华消化杂志，2003（05）：1-2.

［3］粟漩，范志勇，麦方永. 基于思伤脾理论探讨考前综合症与脑-肠互动机制的相关性［J］. 按摩与康复医学，2013，4（12）：36-37.

［4］沈骏，诸琦，袁耀宗，等. 肠易激综合征患者血浆脑肠肽水平的变化［J］. 胃肠病学，2005（5）：38-40.

［5］陆迅，叶柏. 行气润肠汤治疗便秘型肠易激综合征的实验研究［J］. 河南中医，2013，33（4）：515-518.

［6］张树卿，查安生，石美雅，等. 逍遥煎剂对腹泻型肠易激综合征大鼠血清5-HT、NO的影响［J］. 河南中医，2011，31（9）：986-988.

［7］税典奎，谢胜. 胃肠动力障碍性疾病的发病机制认识及诊治进展［J］. 中国中西医结合消化杂志，2013，21（1）：47-51.

［8］胡珂，张小萍，何承志. 中药调理脾胃升降治疗功能性消化不良的临床研究［J］. 实用中西医结合临床，2006（5）：23-24.

［9］孙维峰，徐伟，王小春，等. 升降汤对小鼠胃肠蠕动及胃肠激素的影响［J］. 安徽中医学院学报，2002（1）：45-47.

［10］白长川，李吉彦，丛振日，等. 和胃汤对 FD 患者的胃排空疗效观察［J］. 中国中医基础医学杂志，2004（4）：46-47.

第三节　脾胃学说与肝-肠轴

1998 年，马歇尔（Marshall）首先提出了肝-肠轴学说。肝脏和肠道在解剖学和功能上关系密切，二者在胚胎时期即由同一胚层发育形成，在一定程度上保持着许多天然的解剖和功能联系，比如血液供应，肝脏的血液供应主要来自门静脉和肝动脉，而门静脉的供血量占肝脏全部血供的 70% 左右，门静脉的血液供应大多数来自肠系膜上静脉及肠系膜下静脉，在这些静脉血管中，通常含有来自消化道的代谢产物和肠道微生物产物，肠屏障功能和肝脏解毒作用对于机体的内环境稳定至关重要。人体同外源性物质接触的第一道"防线"便是肠道屏障，其中包括机械、生物、免疫和化学屏障，可以阻止肠道内多种有害物质如细菌、内毒素（LPS）等通过肠黏膜进入体内；而对于那些逃逸胃肠黏膜免疫监视的抗原和炎性因子，肝脏的固有免疫系统则构成了人体的第二道"防线"，当肠道屏障受到损伤时，肠道微生态失调，肠黏膜通透性增加，肠道内大量细菌和内毒素移位到肠外空间，引起免疫系统的异常激活，继而引发肝脏炎症和损伤，肠道和肝脏之间的相互作用是双向的，肝源性炎症细胞因子也可以进一步损害肠黏膜屏障功能，形成肝-肠轴恶性循环。例如，酒精等致病因素致肠屏障功能受损，大量内毒素通过肝-肠轴引起肝脏免疫损伤，并通过免疫机制进一步损伤肠屏障功能，可形成恶性循环。

一、脾胃与肝-肠轴

中医学的"脾胃"一般泛指人体的整个消化系统，其中主要包括胃肠道等重要器官，现代医学"肠"的功能属于中医"脾"的功能。五脏相关理论体现着整体观念，中医"肝"本质除了神经内分泌系统的功能，也包括现代医学肝脏的部分功能。现代医学肝脏的功能包括解毒、代谢、分泌胆汁、造血储血及调节循环血量、免疫功能，其中分泌胆汁帮助消化，以及通过代谢功能将胃肠道摄入的营养物质转化为机体自身营养物质的过程，可归于"肝主疏泄"功能，而肝脏储血及调节循环血量的功能，则归于"肝藏血"的功能。肝主疏泄、疏利胆汁，输于肠道，促进脾胃对饮食物的纳运功能，并有助于中焦脾胃气机升降协调，正如《医碥·五脏生克说》所指出："木能疏土，则脾滞以行。"脾气健旺，运化正常，水谷精微充足，气血运化有源，肝体得以濡养，而有利于疏泄，不致土衰木萎。肝主藏血，调节血量，脾主生血，统摄血液，脾气健旺，生血有源，统血有权，使肝有所藏，肝血充足，藏疏有度，血量得以正常调节，气血才能正常运行。《素问·宝命全形论》所云："土得木而达。"张锡纯在《医学衷中参西录》中指出："人之元气，根基于肾，萌芽于肝，培养于脾，积贮于胸中为大气，以斡旋全身。"脾土之运化水谷，全赖肝木之升发疏泄，而后才能运化畅达健运。《医学入门·脏腑相通篇》记载："心与胆相通，肝与大肠相通，脾与小肠相通……此合一之妙也。"肝与肠表里配合互通互制，治疗肝病需疏通大肠，而治疗大肠病需疏通肝脏。现代研究表明，益生菌不仅修饰肠道菌群的构成种类，形成肠道良性生态环境，还对隐匿性肝性脑病具有显著疗效，益生菌在一定程度上能够降低血清转氨酶、胆红素、促炎细胞因子水平并且可以改善胰岛素抵抗。然而，从维护肠道黏膜屏障功能入手可重新建立健康的肝肠平衡。

脾胃与肝的生理功能密切相关。

二、从脾胃论治肝病与肝-肠轴

《素问·五运行大论》云："气有余，则制己所胜而侮所不胜。"木旺乘土，肝气升发太过，则可克伐脾土，导致脾土受病。如《素问·玉机真脏论》云："五脏受气于其所生，传之于其所胜，气舍于其所生，死于其所不胜……肝受气于心，传之于脾。"其指出了根据五行生克关系，肝病可传脾的传变规律，临床可见情志过激，发生应激性溃疡，胆汁反流性胃炎，出现胃脘灼痛等症状，木不疏土，肝之疏泄不及，气机不畅，则中焦气滞，脾胃升降失司，而发生胃痛、腹痛、痞满、便秘等症。张景岳在《类经》中注曰："厥阴之胜，风邪盛也，耳鸣头眩，肝脉会于顶巅而风主动也。愦愦欲吐，胃膈如寒，以木邪伤胃，胃虚生于寒也。裸虫不滋，土气衰也。胠胁气并，肝邪聚也。化热而小便黄赤，邪侵小肠也。其在上则胃脘当心而痛，上支两胁为呕吐，为膈咽不通，在下则飧泄少腹痛，注下赤白，皆肝经脉气所及，而木邪乘于肠胃也。"痛泻为土虚木乘，肝脾不和，脾受肝制，运化失常所致。正如《医方考》云："泻责之脾，痛责之肝；肝责之实，脾责之虚，脾虚肝实，故令痛泻。"临床应用抑木扶土之痛泻要方治之。相关文献提出，肠易激综合征（IBS）是因天癸至神的失调，致肝脾失和而引发的疾病，提出"调至神、和肝脾"的治法，疗效甚佳。有学者研究发现，酒精促进肠道内革兰阴性菌如变形菌门的增长，从而使双歧杆菌等厌氧菌的数量减少。由于变形菌被认为是激活先天免疫系统的重要菌群，因此变形菌数量的增加能够导致免疫系统的激活，这将促进肝脏慢性炎症反应的发生。若脾失健运，湿浊等病理产物内生，中焦气机不畅，影响肝之疏泄，导致"土壅木郁"之证，表现为腹胀、纳呆、腹泻的同时伴有胸胁满闷不适、情志不舒，肝胆疏泄失常还可致胆液外泄，形成黄疸、鼓胀等病。《医学衷中参西录》言："欲治肝者，原当升脾降胃，培养中宫，俾中宫气化敦厚，以听肝木之自理。"《金匮要略·脏腑经络先后病脉证第一》提出："夫治未病者，见肝之病，知肝传脾，当先实脾。四季脾旺不受邪，即勿补之。中工不晓相传，见肝之病，不解实脾，惟治肝也。"研究发现，从"实脾"入手，通过健运脾胃维护肠屏障功能，而达到"治肝"的目的，是目前防治酒精性脂肪肝等肝脏疾病的新思路、新方法。

现代医学对肝-肠轴的研究指出，肝脏和肠道在胚胎时期即由同一胚层发育形成。现代医学"肠"的功能属于中医"脾"的功能。肝-肠轴归于中医肝脾关系的范畴，肝主疏泄，疏利胆汁，输于肠道，促进脾胃对饮食物的纳运功能，有助于中焦脾胃气机升降协调，脾胃输布精微物质可滋养肝胆。肠道黏膜屏障受损可引发肝脏损伤及炎症产生，反之肝脏受损后，亦可引起胃肠道疾病。

参考文献

［1］Szabo G, Bala S, Petrasek J, etal. Gut liver axis and sensing microbes ［J］. Dig Dis, 2010, 28（6）：737-744.

［2］Mutlu EA, Gillevet PM, Rangwala H, etal. Colonic microbiome is alteredinal coholism ［J］. Americ JPhysiol Gastroin Liver Physiol, 2012, 302（9）：G966-G978.

［3］Bajaj JS, Hylemon PB, Ridlon JM, etal. Colonicmucosal microbiome differs from stool microbiome in cirrhosis and hepatic encephalopathy and is linked to cognition and inflammation［J］. Ameri J Physiol Gastroint Liver Physiol，2012，303（6）：G675-G685.

　　［4］栾倩，哈成勇，张玉彬. 基于肝肠轴治疗酒精性肝病的研究进展［J］. 药物生物技术，2018，25（4）：368-371.

　　［5］刘倩倩. 非酒精性脂肪肝新机制——肝肠轴［J］. 科教文汇（上旬刊），2018（9）：186-187.

　　［6］陈蛟，张映林，刘作金. 肝肠轴相关机制研究进展［J］. 现代医药卫生，2014，30（22）：3405-3408.

　　［7］王全楚，步子恒，李青上. 肠肝轴的现代概念及其在肝脏疾病中的作用［J］. 胃肠病学和肝病学杂志，2015，24（9）：1155-1158.

　　［8］周素芳，李艺锋，王敏. 从肠-肝轴学说再论肝脾相关［J］. 中医杂志，2014，55（4）：352-353+357.

　　［9］陈明显，刘赛月，陆拯."调至神、和肝脾"辨治腹泻型肠易激综合征的体系构建［J］. 中华中医药学刊，2016，34（1）：33-35.

　　［10］丁站新，宋雅芳，刘友章. 肝脾相关理论的经典溯源［J］. 辽宁中医杂志，2013，40（7）：1344-1346.

第四节　脾胃学说与神经-内分泌-免疫网络系统

　　人体科学是复杂的系统科学，人体的各器官、系统都不是孤立存在的，是相互联系的，在生理状态下的这种相互协调、相互制约的联系，构成了复杂的人体整体，这样才能适应各种外界因素的刺激，维持正常的反应，继而进行调整以维系生命。神经-内分泌-免疫网络系统是被经常提及的一个复杂系统网络，这一网络系统的发现是基于各孤立系统的共同物质基础才被证实的。

促甲状腺激素释放激素是一种下丘脑三肽下丘脑激素，这一激素的分离和纯化获得了诺贝尔奖，而由于这一激素是神经系统和内分泌系统相互联系的物质基础，因此促甲状腺激素释放激素的分离和纯化也可称为神经内分泌学诞生的里程碑。后来发现，免疫细胞能够生成多种神经肽和激素，并且免疫细胞本身也是多种激素的受体，由此免疫系统也正式加入到这一复杂的系统之中。20世纪80年代，神经内分泌免疫学问世，而随着生物-心理-社会医学模式的兴起，神经内分泌免疫学的研究使得许多内科疾病能够被更加深入精确地认识，因此这一新生学科也愈加被医学界所重视和认可。

中医学自诞生以来就将人体看作是由气血、脏腑、津液等相互联系、相互制约、相互协调所构成的一个复杂整体，一直以来，学界普遍认可中医学是一门复杂的系统科学。脾胃学说是中医学的一个重要理论构成。中医学认为，脾胃是人体消化吸收食物，生成气血精微，充养组织器官，代谢生理病理产物的主要器官，称为"气血生化之源"，谓其"后天之本"。《素问·奇病论》说："夫五味入口，藏于胃，脾为之行其精气。"《素问·玉机真脏论》说："五脏者皆禀气于胃，胃者五脏之本也。"《灵枢·营卫生会》云："人受气于谷，谷入于胃，以传与肺，五脏六腑，皆以受气。"《内经》的这些论述，提出人体气血的生成既赖胃的受纳腐熟水谷，又需脾主运化的功能，是两者协同配合作用的结果，亦指脾胃纳化水谷为精微濡养五脏六腑、四肢百骸，脾胃与人体周身脏腑均有直接而密切的联系。在《内经》理论的指导下，诸代医家无不重视脾胃的证治，至李东垣以《脾胃论》开创"补土派"则将脾胃学说正式推上了中医学理论的舞台中央，之后李中梓则明确提出"后天之本在脾，脾为中宫之土，土为万物之母"。《素问·宣明五气》云："五脏所藏：心藏神、肺藏魄、肝藏魂、脾藏意、肾藏志。是谓五脏所藏。"中医学将认为人之情志是在各脏器的物质基础上产生的对环境的反应状态，并将七情归属五脏。《素问·阴阳应象大论》曰："脾……在志为思。"中医学认为，脾主运化，能上输水谷精微，清窍得充，即思维敏捷；如脾失健运，脾气郁结，运化失常，则精微不足，不能充养，即失眠健忘等精神神经功能异常。《素问·阴阳应象大论》曰，"思伤脾"，反之如果思虑过度，则忧思伤脾。《灵枢·本神》言："脾愁忧而不解则伤意，意伤则悗乱，四肢不举，毛悴色夭，死于春。"此即谓愁忧（神经系统异常）也会导致脾之运化失常，精微少生，诸脏不宜，可知脾与神经系统密切相关。如脾虚气血亏虚，脾虚不能摄血，则会有月经过少、过多、不调等妇科疾患。现代研究也认为，胰腺这一重要内分泌器官是中医脾的功能组成之一，因此脾与内分泌系统相关甚密。中医学将人体的发病看作御病正气与致病邪气斗争的结果，所谓"正气存内，邪不可干""邪之所凑，其气必虚"，正气充备则邪不可胜而体健，正气衰惫则邪胜害人而病生。正气也就是现代医学之免疫力。中医学将脾作为人体正气充备的关键要素，认为只要脾胃之纳化正常，则气血精微充盛，脏腑肌卫濡润，正气即充备。《素问·太阴阳明论》云："帝曰：脾不主时何也？岐伯曰：脾者土也，治中央，常以四时长四脏，各十八日寄治，不得独主于时也。"脾时刻发挥着保障人体正气供给充足的任务，张仲景则进一步将其阐明，"四季脾旺不受邪"，言脾胃功能正常，气血充足濡养脏腑，不会受到外邪的侵扰。李东垣则更谓"内伤脾胃，百病由生"，可见脾胃与现代医学之免疫亦相关甚密。综上，脾胃学说既包含了现代医学的消化系统功能，并且与神经、内分泌、免疫系统均有密切关联。

一、脾胃与神经系统

"脾藏意、脾主思"，脾藏意，主思，意、思是人对事物的分辨思考能力，是一种高级精神、意识、思维活动。许多学者通过动物实验等方式对脾虚证实质进行研究，发现神经系统与其相关。有学者通过观察艾灸对脾虚证大鼠脾虚症状、血清 D-木糖含量、炭末小肠推进率及两种脑肠肽——生长素（Ghrelin）和神经肽 Y（NPY）的影响，发现艾灸可提高大鼠小肠的炭末推进率，并提高脾虚 SD 大鼠血清 D-木糖含量，起到促动力、助消化的作用，改善脾虚证大鼠的消化吸收功能，并发现艾灸使脾虚小鼠下丘脑及小肠中 Ghrelin 及 NPY 含量增加，进而认为艾灸能够通过使 Ghrelin 及 NPY 这两种脑肠肽的升高而改善消化道功能。有学者研究认为，5-HT 及其受体是肝郁脾虚证的重要物质基础，其参与了肝郁脾虚证的脑-肠轴调控。还有学者通过观察益气健脾方药（四君子汤、玉屏风散）对脾虚大鼠脑内 Janus 激酶 1（JAK1）、信号转导和转录激活因子 1（STAT1）、细胞因子信号抑制分子 1（SOCS1）水平变化的影响，发现脾虚组大鼠脑内海马 CA1 区及下丘脑腹侧核的 JAK1 和 STAT1 的水平明显升高，SOCS1 水平明显降低，与正常组比较差异显著，治疗组大鼠在海马 CA1 区及下丘脑腹侧核的 JAK1 和 STAT1 水平较低，SOCS1 的表达水平较高，与模型组比较差异显著，而与正常组比较无显著差异，从而认为益气健脾方药（四君子汤、玉屏风散）可通过影响 JAK-STAT 信号通路起到改善机体免疫功能，提高免疫能力的作用。

《素问·阴阳应象大论》言："人有五脏化五气，以生喜怒悲忧恐。故喜怒伤气，寒暑伤形。暴怒伤阴，暴喜伤阳。厥气上行，满脉去形。喜怒不节，寒暑过度，生乃不固。"中医学认为，情志是人体对外界事物的思维活动和反应能力，并认为这种精神思维能力是建立在脏腑的物质基础之上。在正常情况下，喜怒忧思悲恐惊这七种情志活动是人体正常的精神活动，并不会致病。然而突然、强烈或持久的情志活动和精神刺激，超出了人体的正常生理活动范围，就会使得人体的气血紊乱，脏腑阴阳失调，进而导致疾病的发生。李东垣在《脾胃论·脾胃虚实传变论》中谓："饮食失节，寒温不适，脾胃乃伤，此因喜、怒、忧、恐伤元气，资助心火，火与元气不两立，火胜则乘其土位，此所以病也。"强调了七情在脾胃病中的重要作用。《素问·阴阳应象大论》云："思伤脾。"思为脾之志，思考本是人的正常生理活动，倘若思虑太过，甚至空怀妄想，谋虑怫逆，即脾气郁结，气结不行则胃纳不能，故食少而精微乏源，脾胃等脏器气血乏源，中焦气机的升降、二便的分清泌浊及统摄等功能异常，导致痛、闷、痞、胀、呕吐、泄泻、便秘诸症。怒为肝之志，王冰曾言"虽志为怒，甚则自伤"，如果长期郁愤，即肝气郁结，肝失疏泄，则肝气横逆，乘克脾土，影响脾气的升清和运化。《先醒斋医学广笔记》曰："怒气并于肝，则脾土受邪。"临床上常见因大怒郁愤之后出现胸胁脘腹饱胀，饮食无味诸症，皆为肝气乘脾所致。同时，郁怒伤肝，肝郁化火而犯胃，或胃火上炎，或灼伤胃液，而成胃阴亏虚，或致胃气郁滞。有研究发现，肝郁脾虚证模型大鼠的外周血清 nesfatin-1 浓度升高并且下丘脑 nesfatin-1-POMC/OT 网络过度激活，通过这一信号途径，可以使模型大鼠的进食量和体重出现明显降低，而且伴随着抑郁样情绪状态。逍遥散是临床常用的疏肝健脾方剂，氟西汀是常用的抗焦虑抑郁药物，有研究者通过观察造模大鼠肥胖抑制素和饥饿激素的水平，以及逍遥散治疗组、氟西汀治疗组的水平，发现造模组大鼠存在两种激素的水平异常，而逍遥散和氟西汀均可改善焦虑症大鼠胃肠道肥胖抑制素和饥饿激素的含量，起到治疗作用，并且两种药物治疗组间无显著差异。

二、脾胃与内分泌系统

《素问·灵兰秘典论》云："脾胃者，仓廪之官，五味出焉。"《素问·六节藏象论》又云："脾、胃、大肠、小肠、三焦、膀胱者，仓廪之本，营之居也，名曰器，能化糟粕，转味而入出者也，其华在唇四白，其充在肌，其味甘，其色黄，此至阴之类，通于土气。"此皆言脾胃为消化吸收水谷之所，因此一般以脾胃泛指现代医学的整个消化系统。将中医学之脾的功能与现代医学的脏器相比较，不仅具有消化吸收的功能，并且现代医学中免疫学的功能也是中医之脾功能的组成部分。《素问·太阴阳明论》云："脾与胃以膜相连耳。"《难经·四十二难》云："脾重二斤三两，扁广三寸，长五寸，有散膏半斤。"其与现代解剖学相印证，对脾的形态描述大致相符，"散膏"则与胰腺形态相近，脾脏与胰腺相连，胰腺开口于十二指肠降段。可以认为，中医之脾的部位形态描述，包含了现代医学之脾脏和胰腺。《素问·经脉别论》云："饮入于胃，游溢精气，上输于脾；脾气散精，上归于肺。"此即指脾均有消化吸收水谷精微，将之营养周身的作用。现代医学的脾脏是人体最大的免疫器官，并没有消化吸收食物的功能。胰腺是体内的主要消化和内分泌腺体，胰腺的外分泌功能主要是分泌胰液，经十二指肠乳头处进入小肠，胰液具有消化食物的功能，胰液中含有胰淀粉酶、胰脂肪酶、胰蛋白酶，能够消化人体必需的三大营养物质（蛋白质、碳水化合物、脂肪）。胰腺的内分泌功能则主要体现在分泌胰岛素和胰高血糖素。胰岛素能够降低血糖，并且参与蛋白质、糖原和脂肪的合成，胰高血糖素则有相反所用，能够促进脂肪和肝糖原的分解，提高血糖。因此，胰腺具有消化吸收饮食物的功能，可以看作中医脾之运化水谷精微的功能；胰腺还具有合成代谢营养要素的作用，可以看作中医脾之转输精微的功能。所以，从这一方面来看，脾之运化功能的体现就是胰腺的生理功能。胰腺内分泌功能即是脾之转输精微功能的体现。现代医学认为，胃肠道能够分泌多种胃肠激素和肽类物质，如胃泌素、促胰液素、胆囊收缩素、血管活性肠肽等，也被视为体内最大的内分泌器官。综上，中医之脾的部分功能是通过现代医学的消化内分泌腺体——胰腺的生理功能来体现的，以脾胃为统称的人体消化系统也被现代医学认为是人体最大、最复杂的内分泌器官。因此，中医之脾胃与现代医学之内分泌系统密切相关。

脾胃为"后天之本""气血生化之源"，脾虚则表现为精微生成输布不能，气血不足，脏腑不充之证。《素问·奇病论》曰："有病口甘者……此五气之溢也，名曰脾瘅。夫五味入口，藏于胃，脾为之行其精气，津液在脾，故令人口甘也。"《兰室秘藏》云："因数食甘美而多肥，故其气上溢，转为消渴，治之以兰，除陈气也，不可服高粱芳草石药。"其所描述的症状表现与现代之胰腺功能异常所导致的糖尿病相一致。有学者应用同位素标记相对和绝对定量（iTRAQ）蛋白组学技术筛选出了可能与 2 型糖尿病脾虚证发生发展相关的多个差异蛋白，并认为主要与机体免疫系统功能和物质代谢途径有密切关系。有学者研究发现，脾虚大鼠血清及胃组织中胃泌素、胆囊收缩素、生长抑素呈异常变化。还有学者研究发现，黄芪建中汤能够使脾胃虚寒胃溃疡患者的生长抑素（SS）水平升高，胃泌素（GAS）水平降低。

三、脾胃与免疫系统

中医学认为，正邪斗争的胜败是机体发病与否的关键所在，即"正气存内，邪不可干""邪之所凑，其气必虚"。正气是人体维持正常生理机能和抵御外邪的能力。正气不仅仅是肌表之卫气，还包含了能够维持机体生理功能的脏腑之气、经络之气，以及整个机体协调统一、相互联系的和谐状态。脾胃是人体气血生成的来源，脾胃功能正常，才能够生成足够的气血津液温煦濡养脏腑百骸、经络肌表。脾胃功能失常，则气血衰弱，脏腑失养，肌表失护，易染病邪。因此，自《内经》时代，中医学即认为人体之正气的充备与否关键在于脾胃。张仲景则发挥了这种观点，称之为"四季脾旺不受邪"，至东垣则论之"内伤脾胃，百病由生"。因此，脾胃功能是人体正气的体现之义。现代医学概念中，脾脏是人体最大的免疫器官，脾脏含有大量的淋巴细胞和巨噬细胞，并能够制造免疫球蛋白、补体等发挥免疫功能，是人体细胞免疫和体液免疫的中心。胃肠道黏膜存在着大量的淋巴细胞，能够产生免疫功能，黏膜免疫屏障也是保护肠道的屏障功能之一。因此，中医之脾胃与现代医学之免疫密切相关。

现代医学认为，脾脏是人体最大的淋巴网状内皮系统，可以产生具有重要免疫功能的淋巴细胞和浆细胞，仅由此而言，中医学的"脾"便包涵着免疫学的意义。有研究发现，脾虚证大鼠存在免疫功能异常，认为与胸腺功能下降、免疫应答早期细胞因子释放不足及细胞免疫功能抑制相关。人参归脾、肺、心经，为大补元气、健脾益肺之要药，有学者研究发现，人参总皂苷组大鼠体质量、胸腺指数、脾脏指数较脾虚组大鼠显著升高，认为其机制可能是通过提高细胞因子水平，进而恢复机体免疫功能。在肠道免疫方面，有研究检测了脾虚组与空白组小鼠小肠黏膜组织中分泌型免疫球蛋白 A（SIgA）和白细胞介素 10（IL-10）的表达水平，发现脾虚组小鼠小肠黏膜组织中 SIgA 蛋白表达水平显著降低，而 IL-10 表达水平明显上调，脾虚+白色念珠菌组小鼠小肠与其他脾虚组比较黏膜组织中 SIgA 蛋白表达水平显著降低，认为脾虚状态的机体肠道黏膜免疫功能降低，小鼠发生感染后，机体的抗感染能力减弱。脾虚小鼠感染白色念珠菌后，感染程度加深，其小肠黏膜局部免疫功能受损较为严重，从而造成感染进行性加重。苍术是健脾燥湿常用药之一，有研究检测发现，苍术提取物组脾虚大鼠的肠道灌流液 IgA、血清 IgG 含量，胸腺、脾脏指数及结肠 TLR4 的表达量升高，具有统计学意义，认为苍术提取物改善脾虚证大鼠的免疫功能。

　　结构决定功能免疫器官形态结构的改变，是其功能异常的物质基础。现代研究发现，脾虚大鼠免疫器官萎缩，胸腺皮质淋巴细胞数明显减少，核染色质颗粒减少，胞质中核糖体减少，线粒体肿胀空化，排列不整齐，脾脏淋巴细胞稀少，个别细胞的核周间隙增大，核内染色质轻度减少，胞质和细胞器亦减少。总之，脾虚证免疫功能降低可能是全面的，而这些改变或许是脾虚时机体易于感染的关键所在。中医、西医虽然各有不同的理论体系，但对于脾胃在防御疾病中的作用却有许多共识，说明"四季脾旺不受邪"是有其科学依据的。

脾胃学说与神经系统、内分泌系统及免疫系统均有密切的联系。脾虚时植物神经功能紊乱，胃肠激素分泌紊乱及免疫系统功能低下。有研究表明，胃肠道中存在大量的神经元、丰富的胃肠内分泌细胞和免疫细胞，它们在胃肠黏膜中主要呈弥散分布，相互之间在空间上紧密联系，加之许多相同的生物活性物质和受体在它们之间起信息传递作用，使得任一系统都处在另两系统和自身分泌物所形成的复杂的微环境之中。因此，在胃肠道中神经、内分泌、免疫三个系统之间有足够的机会相互作用，所以，胃肠道是神经-内分泌-免疫调节网络系统研究的重要领域。中医"脾"发挥功能的主要场所就是胃肠道，因此脾很有可能是通过调节神经-内分泌-免疫网络系统来发挥其功能的。

参考文献

［1］滕卫平. 神经内分泌免疫调节网络：内科疾病研究的一个新领域［J］. 中华内科杂志，2001（2）：5-6.

［2］龙奕文. 艾灸对实验性脾虚证大鼠脑肠肽 Ghrelin 与神经肽 Y 的影响［D］. 湖南中医药大学，2012.

［3］李晓红，莫兴夏，陈秋霞，等. 5-羟色胺与其受体亚型在肝郁脾虚证大鼠的表达及逍遥散的影响［J］. 中华中医药学刊，2018，36（11）：2593-2597.

［4］熊斌，钱会南. 益气健脾方药对脾虚大鼠脑内 JAK1、STAT1、SOCS1 水平变化的影响［J］. 中华中医药学刊，2013，31（7）：1543-1547+1732-1734.

［5］马庆宇. 肝郁脾虚证大鼠下丘脑 nesfatin-1-POMC/OT 网络的变化及逍遥散的调节作用［D］. 北京中医药大学，2017.

［6］黄雅懍. 逍遥散对焦虑症大鼠胃肠道 Ghrelin 和 Obestatin 含量表达的调节作用［D］. 北京中医药大学，2016.

［7］孙珂焕，丁峰，范大华，等. 基于 iTRAQ 技术的 2 型糖尿病脾虚证唾液蛋白质组学研究［J］. 世界中西医结合杂志，2017，12（12）：1680-1685.

［8］孙晓芬，程卫东，段永强，等. 脾虚大鼠血清及胃组织中胃肠激素 SS、GAS 和 CCK 的变化及中药干预研究［J］. 时珍国医国药，2014，25（3）：756-758.

［9］王美林，李丹琪. 黄芪建中汤加减治疗脾胃虚寒型胃溃疡的疗效及血清胃泌素、生长抑素水平的影响［J］. 白求恩医学杂志，2017，15（6）：798-799.

［10］赵荣华，谢鸣，李聪，等. 肝郁、脾虚和肝郁脾虚证模型大鼠的免疫功能变化［J］. 北京中医药大学学报，2013，36（12）：821-824.

［11］潘爱珍，易伟民，余晓娟，等. 人参总皂苷对脾虚模型大鼠的保护作用研究［J］. 中国药房，2013，24（39）：3682-3684.

［12］韩晓伟，马贤德，孙宏伟，等. 脾虚小鼠肠道感染白色念珠菌的局部黏膜免疫机制研究［J］. 世界中西医结合杂志，2016，11（8）：1037-1039+1048.

［13］刘芬，刘艳菊，田春漫. 苍术提取物对脾虚证大鼠胃黏膜及胃肠免疫功能的影响［J］. 南方医科大学学报，2015，35（3）：343-347+354.

第五节　脾胃学说与微生态

医学微生态学是近年来才崛起的一门新兴学科。德国 Volk. Rush 博士于 20 世纪 70 年代首先提出微生态一词，并建立了世界第一个微生态研究所。医学微生态学是在微生物学和生态学的基础上演变发展而来的，是一门研究生物体所携带的微生物群与其宿主相互依赖、相互制约的规律的科学，其内容包括微生物之间、微生物与宿主之间以及微生物、宿主与环境之间的相互关系。婴儿在诞生之前是无菌的，一旦接触到外界环境，立即就被微生物所定植，这些微生物存在于人体与外界相通的管腔器官和皮肤表面，与所接触环境中的微生物学分布状况相关，保持着动态平衡状态。微生物与寄主之间存在着相互依存、相互制约的关系。人体的肠道是与外界相通的管腔，存在大量的微生物，正常肠道有 500~1000 不同种类的菌群，约生存着 10^{14} 个活菌，数量是人体细胞总数的 10 倍之多。这些微生物广泛参与机体的营养合成和代谢、免疫等各个方面的生理活动。人体的微生态环境受到环境和人体本身两方面的影响，也影响着人体的各种生理活动，是人体与环境之间沟通的中间环节。在自然环境中生存的人，必须与这个生态系统中的其他生物存在着物质、能量、信息转运，人体内的微生态系统也与人存在着相似的过程，人只有在内外环境生态稳定的状态下，才能够生存、繁衍。

整体观念是中医学的基本特点之一。中医学认为，人是生存在天地之间的，与自然环境存在着统一性。自然环境影响着人体的生理过程，人的生存必须要合乎自然的规律。这种规律包含着对自然环境的遵从以及人体生理活动与自然规律的相似性。如《素问·阴阳应象大论》曰："阴阳者，天地之道也，万物之纲纪，变化之父母，生杀之本始，神明之府也……故积阳为天，积阴为地。阴静阳躁，阳生阴长，阳杀阴藏。阳化气，阴成形。"又云："天有四时五行，以生长收藏，以生寒暑燥湿风。人有五脏，化五气，以生喜怒悲忧恐。"这些都是在阐述这种观点。一直以来，没有客观证据来证实这种天人相应的理论，也就是在人

体-环境之间存在着什么样的纽带来造成这种相似性，同时这种
中间环节的缺乏也引发了对中医学科学性的质疑。现在看来，微
生物（微生态）就可以承担起这个中间环节的作用，即微生物
（微生态）可以作为人与自然物质、信息交换的中间环节，影响
着人体的生理活动状态。中医学的整体观念，不仅包含着人与自
然的统一性，还包含着人体内部环境的统一性。人体内部的统一
性是以脏腑系统为主导的，包含着阴阳、气血、津液、经络等方
面的有机统一，各方面相互联系、相互为用、相互制约的动态平
衡，维持着人体的正常生理功能。人体的微生态系统定植于人
体，也是这一内部整体性大系统的组成部分。微生态系统相对稳
定的动态平衡才能保障机体的生理活动正常。

一、脾气虚证与肠道菌群失调

医学微生态学认为，人体的微生态平衡主要参与机体的能量
合成代谢、免疫等方面的生理活动。中医学将人利用外界物质并
转化为机体所需能量的过程主要看作是脾胃的功能。《素问·经
脉别论》云："食气入胃，散精于肝……浊气归心，淫精于脉。"
又云："饮入于胃，游溢精气，上输于脾。脾气散精，上归于
肺。"此即言饮食水谷之营养物质主要依靠脾胃的纳化转输进行。
《灵枢·决气》则云："中焦受气取汁，变化而赤，是谓血。"人
之气血津液营卫之气的生成，均依赖脾胃。目前认为，中医之脾
胃代表了整个消化系统，并且还与现代医学的神经-内分泌-免疫
网络等密切相关。肠道微生态是人体微生态系统中最为重要的一
个组成部分，已经有许多研究证实，肠道微生物参与了能量合
成、物质代谢和肠道免疫等人体多方面生理活动。因此，肠道微

生态可以视为中医脾胃功能的组成部分。

中医学认为，五脏六腑皆禀气于胃，舌苔是胃气上蒸而成，故观舌苔可以诊脏腑之病。有研究认为，脾虚湿盛泄泻的病人粪便中双歧杆菌比健康人明显减少，并且其舌部（腻苔）的菌群构成与健康人（薄白苔）有差异。还有研究发现，应用健脾渗湿汤组粪便中双歧杆菌增加明显，白腻苔改善明显，说明健脾渗湿汤具有调整舌象及肠道微生态的作用。脾虚证多表现为腹泻症状，肠道菌群失调时也会发生相似表现。有研究发现，脾虚证小鼠肠道厌氧菌群异常低下且部分需氧菌显著增加，而参苓白术散具有扶植厌氧菌和抑制需氧菌之调整功能，其主要是通过扶植双歧杆菌、强烈抑制耐药性菌株肠球菌等，起到菌群调整的作用。还有研究发现，脾虚型迁延型腹泻患儿的肠杆菌、肠球菌明显高于健康体检组，乳酸杆菌、双歧杆菌、类杆菌则明显降低，在应用中药运脾止泻汤后改善，认为中药运脾止泻汤有助于改善肠道微生态环境治疗腹泻。

二、脾胃湿热证与肠道微生态

《素问·阴阳应象大论》曰："中央生湿，湿生土。"中医认为，脾主运化水谷及水液，运化水谷化生精微气血为"后天之本"，运化水湿而为水之制。《素问·至真要大论》有"诸湿肿满，皆属于脾"，即言脾主水液代谢，如脾之运化不能，则水湿不化，停滞体内而病。《素问·太阴阳明论》云："阳者，天气也，主外；阴者，地气也，主内。故阳道实，阴道虚。故犯贼风虚邪者，阳受之；食饮不节，起居不时者，阴受之。阳受之则入六腑，阴受之则入五脏。入六腑，则身热不时卧，上为喘呼；入五脏，则䐜满闭塞，下为飧泄，久为肠澼。故喉主天气，咽主地气。故阳受风气，阴受湿气。"其阐述了脾胃受邪之病证，脾病则水谷不化而脘腹痞满，泻下不止；胃为阳土，受邪则实热内结，发热喘息。仲景将"阳道实，阴道虚"发扬，六经辨证之阳明病即"阳道实"，并立承气汤、白虎汤辨治，太阴病即"阴道虚"，四逆汤则为辨治之代表方剂。东垣立补土一派，其言："又因气虚下陷，湿流下焦，阴被其湿，下焦之气不化，郁而生热，形成阴火……中焦之湿，与上冲之火，合而为邪。"其认为脾胃气虚，水谷不化，精微不生，而下流成湿，郁而生热。《素问·至真要大论》曰："诸胀腹大，皆属于热""诸呕吐酸，暴注下迫，皆属于热""诸转反戾，水液浑浊，皆属于热"，可见脾胃湿热之为患，表现为热伤与湿困两方面病邪兼具的症状特点。如前所述，肠道微生态可以看作是中医脾胃功能的部分功能体现。近年来的医学研究中，有许多学者就脾胃湿热证与肠道微生态进行了探索，并取得了一些可喜的进展。有学者在应用清热化湿法对腹泻型肠易激综合征脾胃湿热证患者治疗后，发现脾胃湿热证患者经治疗后，肠道革兰阳性杆菌明显上升，革兰阴性杆菌和革兰阳性球菌明显下降，肠杆菌、肠球菌明显下降，双歧杆菌、乳杆菌、消化球菌明显上升。有学者对不同中医证型的再发性腹痛患儿进行研究后发现，脾胃湿热组表现出双歧杆菌与肠杆菌含量的相关性高，并且双歧杆菌/肠杆菌（B/E）值与腹痛程度、肠杆菌含量与腹胀频率的相关性高。还有研究发现，与脾虚证组比较，脾胃湿热证组肠道需氧菌肠杆菌、肠球菌，B/E值，以及厌氧菌双歧杆菌、乳杆菌均升高。这些均证实了脾胃湿热证存在着相对特定的肠道微生态特征，肠道菌群种群的改变会导致相似的临床症状。还有许多研究就脾胃湿热证与幽门螺杆菌感染进行了探讨，有学者研究认为幽门螺杆菌与乳酸杆菌的相互作用致菌群失衡可能是脾胃湿热证慢性胃病之邪正交争的体现。

自然环境在不断的变化中，尤其是近一个世纪以来，人类活动所带来的影响，造成了自然环境的巨大变化。这种变化包括人类改变自然来更加适合自己生存的活动，也包括人类活动对自然环境所造成的不良影响。气候变暖、臭氧空洞等，已经造成了可见的生态变化，比如部分动物以及植物的灭绝，这种宏观的生态影响是可见的。其实，自然中的微生态构成也必然有所改变，进而影响到人体的微生态构成。人体肠道微生态是目前研究较多的一个方面，已经有研究发现，肠道微生态不仅是肠道疾病（如炎症性肠病等）的致病因子或者启动因子，一些其他系统疾病，比如代谢紊乱性疾病（糖尿病、脂肪肝）、心血管疾病（高血压、冠心病）也与肠道微生态关系密切，甚至孤独症这种发育障碍性疾病也有报道在经过粪菌移植后治疗有效。这种疾病的多样性，使得医学微生态学愈加被学界所重视。近年来，随着整合医学的发展，对于中医学，尤其是脾胃学说与医学微生态学的相关性也逐渐为学界所认可。在以后的医学研究和实践中，必然会有更多更新的成果被研究发现，在这条探索的道路上，脾胃学说与微生态学的联系也将愈加紧密。

参考文献

[1] 卢林，刘伦翠，海艳洁，等. 双歧三联活菌制剂对脾虚湿盛泄泻患者肠道及舌部微生态影响的研究 [J]. 牡丹江医学院学报，2008，29（4）：27-29.

[2] 卢林，刘伦翠，海艳洁，等. 健脾渗湿汤对脾虚湿盛泄泻患者舌象

及肠道微生态影响的研究 [J]. 牡丹江医学院学报, 2008 (3): 31-33.

　[3] 丁维俊, 周邦靖, 翟慕东, 等. 参苓白术散对小鼠脾虚模型肠道菌群的影响 [J]. 北京中医药大学学报, 2006 (8): 530-533.

　[4] 王静, 梁山玉, 杨燕. 运脾止泻汤对脾虚型迁延性腹泻患儿肠道微生态的干预作用 [J]. 中国妇幼保健, 2016, 31 (6): 1322-1324.

　[5] 江月斐, 劳绍贤, 邝枣园, 等. 清热化湿复方对腹泻型肠易激综合征脾胃湿热证肠道微生态影响的初步研究 [J]. 福建中医学院学报, 2008 (4): 1-4.

　[6] 陈晓刚. 小儿再发性腹痛的脾胃湿热证与肠道微生态关系的研究 [D]. 广州中医药大学, 2007.

　[7] 付肖岩, 劳绍贤, 黄志新, 等. 慢性腹泻脾胃湿热证与肠道菌群的关系 [J]. 中国中西医结合消化杂志, 2005 (4): 223-225.

　[8] 程明, 胡玲, 劳绍贤. 幽门螺杆菌和乳酸杆菌菌群失调与慢性胃病脾胃湿热证发病的关系 [J]. 中国中西医结合杂志, 2011, 31 (9): 1273-1275.

　[9] 赵会君, 彭丽华, 任荣荣, 等. 粪微生态制品移植治疗孤独症病例报道 [J]. 中国微生态学杂志, 2017, 29 (3): 309-312.

本章小结

　本章主要论述脾实质的现代研究, 拓展了"后天之本"的思路, 即脾胃在现代医学领域所发挥的作用与其后天之本的中医特点十分吻合, 脾胃学说的内涵包括了以脾胃为代表的各个参与受纳、运化、传导的脏腑的多个方面以及层面的总括, 从现代医学出发, 其外延不仅包含了消化系统, 还涉及内分泌、免疫、神经、血液、运动等多个系统, 同时得到临床研究的有效证实, 可见脾胃是"人体小宇宙之核心"。

第五章 临床应用

第一节 Barrett 食管

Barrett 食管（BE）是指食管下段复层鳞状上皮被化生的单层柱状上皮替代的一种病理现象，可伴有或不伴有肠上皮化生。其中伴肠上皮化生者属于食管癌的癌前病变。其发生食管癌的危险性比正常人群高 30~60 倍。BE 的发生与食管抗反流屏障障碍、食管酸清除能力下降、食管黏膜防御功能低下及胃排空延迟等多种因素有关。一般认为其发生与严重的酸暴露相关，即胃、十二指肠内容物反流入食管，引起食管黏膜的损伤，激活黏膜中的多潜能干细胞异常分化成柱状上皮，并定植于损伤黏膜，导致耐酸的柱状上皮替代鳞状上皮。现代医学对于本病的药物治疗主要是应用质子泵抑制剂、促动力药物及黏膜保护剂，长期应用可使部分患者得以逆转，但因维持用药的依从性、效费比、副作用等原因，不能得到患者的充分认可。针对一些病证严重的患者，现代医学也有采用内镜下治疗或手术治疗的方法。随着社会生活水平的提高，饮食结构以及生活环境、社会环境的改变，诊疗技术的普及与发展，我国 BE 的发病率呈逐年增长的趋势，患者对该病的重视程度也渐趋提高。

BE 无特征性表现，患者多以烧心、反酸、反胃、嗳气、呕

吐、咽部不适、胸骨后疼痛等反流性食管炎症状就诊，当合并有
食管狭窄时可出现吞咽困难，当出现溃疡时可伴有空腹痛或进食
后疼痛。从 BE 患者的咽部不适、胃脘堵闷、时有噎食、吞咽困
难、反胃、嗳气、呕吐等常见临床表现看，有学者认为可从中医
的"噎膈"论治。"噎"即噎塞，指吞咽之时梗噎不顺；"膈"
为格拒，指饮食不下或食入即吐。《明医杂著》谓："近于咽嗌名
为噎，水饮能吞食物艰。胃脘之间成膈证，食虽能进下关难。"
噎虽可单独出现，但又每为膈的前驱，故往往以噎、膈并称，
《千金方衍义》谓："噎之与膈，本同一气，膈证之始，靡不由噎
而成。"因 BE 患者亦有烧心、反酸、反胃、呕吐、胸骨后疼痛等
反流性食管炎的症状，故也可将其归入"吐酸""反胃""呕吐"
等范畴。

一、病因病机

1. 气滞、痰凝、血瘀互结

噎膈是气、痰、瘀互相搏结滞伤于食管、胃脘所致。如《素
问·阴阳别论》谓："三阳结，谓之隔。"内伤脾胃，运化失司，
水湿停滞，聚湿成痰，气痰搏结于咽喉食管，阻塞食物于外，形
成噎膈。如《医宗必读·反胃噎膈》谓："大抵气血亏损，复因
悲思忧恚，则脾胃受伤，血液渐耗，郁气生痰，痰则塞而不通，
气则上而不下，妨碍通路，饮食难进，噎塞所由成也。"气机郁
滞，郁久化火，火可炼液成痰，痰火相因，气痰相搏，阻塞于食
管和胃，形成噎膈。《证治汇补》谓："气郁成火，液凝为痰。痰
火相因，妨碍食管，饮食难进，噎膈所由成也。"气滞可致血瘀，
瘀血与壅痰交结，阻隔滞伤于食管和胃，亦可形成噎膈。《杂病

广要》谓:"若素有郁痰所积,后因伤血,故血随蓄滞与痰相聚,名曰痰夹瘀血。"可见气滞、痰阻、血瘀交结,滞伤于食管和胃,使饮食噎塞难下,进而形成噎膈"滞"伤为病是 BE 不可忽视的、最基本的病因病机之一。

2. 酒色所伤,津亏血燥,食管干涩

饮食不节,酗酒无度,过食肥甘厚味,酿生湿热痰浊,阻滞气血,滞伤咽喉食管,日久必耗损阴津,灼伤血络,致津亏血燥;若恣食辛香燥热等饮食物,亦可致津伤血燥,食管与胃失于滋润和濡养,导致干涩失润,出现吞咽困难、饮食不下等表现,形成噎膈,如《临证指南医案·噎膈反胃》谓:"酒湿浓味,酿痰阻气,遂令胃失下行为顺之旨,脘窄不能纳物。"若酒色过度,纵欲太甚,真阴亏损,津液耗竭,食管干涩而成噎膈。如《景岳全书·噎膈》谓:"酒色过度则伤阴,阴伤则精血枯涸,气不行则噎膈病于上,精血枯涸则燥结病于下。"《临证指南医案·噎膈反胃》谓:"夫噎膈一证,多因喜怒悲忧恐五志过极,或纵情嗜欲,或恣意酒食,以致阳气内结,阴血内枯而成。"

中医学认为,BE 病位在食管,为胃气所主,与肝、脾、肾密切相关,其病理性质为"本虚标实"或"虚实夹杂"之证。其病因为情志不舒、内伤饮食、脏腑失调,三者之间相互影响,互为因果,致气滞、痰阻、血瘀互结,滞伤食管和胃,使食管狭窄,胃气上逆,日久导致津伤血耗,失于濡润,食管干涩而渐成 BE。

二、病案举隅

于某,女,51 岁。2007 年 4 月 7 日初诊。

主诉：胸骨后疼痛反复发作 2 年余，加重 1 个月。

现病史：2 年前饮酒食辣后出现胸骨后疼痛，卧则撕裂样痛，饮温水胸骨后有摩擦感、刀剐样痛、灼热感，反复发作至今。纳少，时胃脘隐痛，饥饱皆然，烧心反酸，甚则吐酸，夜间左侧卧位则痛甚，酸水反流而呛咳，腹胀，大便干燥如羊屎状，1 次/周，肛门下坠，便不净，口干口苦，月经量少，舌暗红苔薄白，脉弦细。

既往史：胃病 5 年余，每于多食油腻或辛辣之品后则胃脘灼痛，时伴反酸，服用"奥美拉唑"和其他制酸药物可好转。胆囊多发息肉，1996 年手术胆囊摘除。缺铁性贫血 10 余年。肝内胆管结石。

2007 年 3 月 30 日胃镜：Barrett 食管（食管下段近贲门区可见 2 处岛状黏膜发红区，直径约 0.3cm），慢性浅表性胃炎。

诊断：中医诊断：噎膈。

西医诊断：胃食管反流病（Barrett 食管）。

治法：益气升清，理气降浊。

方药：六君子汤合启膈散、失笑散化裁。

党参 25g，生白术 25g，茯苓 50g，姜半夏 15g，枳实 15g，厚朴 15g，木香 10g，郁金 15g，沙参 15g，荷梗 10g，丹参 25g，炒白芍 25g，海螵蛸 50g，儿茶 5g，浙贝母 5g，生炒蒲黄各 10g，五灵脂 15g，大腹皮 15g，炙甘草 10g。

用法：每日 1 剂，水煎，早晚饭后分服。

医嘱：避免进刺激性食物，延长晚餐与夜眠间隔时间。

间断服药 30 余剂，胸骨后痛、胃脘痛基本缓解，烧心反酸诸症渐减轻，排便通畅，舌淡红，苔薄白，脉弦。配制丸药服用

2 个月。

2007 年 7 月 2 日复查胃镜：食管下段 2 处岛状黏膜已消失。

再服用丸药 2 个月，诸症均消，舌脉如常。

2008 年 6 月 10 日复查胃镜：未见食管黏膜异常。

按语：该患者饮食不节，嗜食辛辣。《素问·痹论》云："饮食自倍，肠胃乃伤。"食滞酒滞，滞伤脾胃，久病因滞而虚，因滞化热，虚实夹杂。故以六君子健脾化湿，去炒白术之燥，用生白术润肠，佐厚朴、枳实为小承气汤之变方，承顺胃气通降。启膈散行胸中气血之滞，木香、郁金合为颠倒木金散，引药直达病所。久病入络，夜间症重，故用丹参、失笑散活血化瘀滞。现代药理研究表明，活血化瘀之品可通过改善病变黏膜的血液循环，从而改善病变局部缺血、缺氧和代谢障碍，使病变组织的神经体液调节、胃肠激素分泌、免疫功能和新陈代谢恢复正常。海螵蛸、儿茶、浙贝母清化郁热之滞。海螵蛸所含的碳酸钙可吸附胃蛋白酶及中和胃酸，而海螵蛸多糖具有提高胃酸 pH 值的作用，为制酸止痛之要药。故诸药合用化滞不伤胃，运脾不助滞。

三、临证备要

现代医学对于 BE 的病因、发病机制尚未完全明确，但胃食管反流与 BE 的高度相关性已被大多数学者所认可，食管的抗酸因素与攻击因素失衡，导致食管黏膜的损伤，久之使食管黏膜细胞组织的再生异常。

此外，现代研究发现，慢性便秘的患者长期腹腔内压增高，是诱发食管裂孔疝乃至发生胃食管反流的因素之一。有研究发现，十二指肠液造成的食管黏膜损伤较胃液更甚，长期的胆汁反流造成食管黏膜炎症时的氧化应激更加活跃，生成自由基增多，可能与 BE 形成，乃至不典型增生、恶变相关。

现代医学还发现，并不是所有的胃食管反流患者都会进展为 BE，其中 90% 的患者并不发生变化，而只有 10% 的患者发展为 BE。临床亦见到许多严重的反流性食管炎患者并未发生 BE，而有些 BE 患者并无明显的食管黏膜破损。现代医学有观点认为，由于胚胎发育中的部分柱状上皮未能被鳞状上皮完全替代，因此 BE 患者食管下段遗留了胚胎时期的柱状上皮，在一定环境下而发病。在人体中必然尚有其他的机制在时刻不断地维护修复着细胞 DNA，如果这一（些）机制出现异常，就会使得正常的遗传信息改变，从而增加患癌的风险。这些研究发现提示，对于 BE 的治疗，不能仅仅从减少黏膜损伤因素方面着手，同时还应采取有效的手段改变黏膜增生的异常，这样才能逆转 BE 的恶化进展。现代医学目前只是从生物化学和细胞分子生物学角度深入研究了其中部分机理，但尚无药物能够对黏膜细胞异变进行干扰纠正。

中医学是以四诊合参为根据，对疾病进行取象比类的分析，从而进行诊治。对于消化系统疾病的诊治而言，现代医学的发展，尤其是内窥镜技术的日益提高，使得中医的望诊得以延伸至病变局部，尤其对于 BE 这种局部黏膜病变的疾病，使得诊断更为及时准确。因此，中医切不可摒弃现代医学的检查技术，而应该充分利用这些技术手段，才能更好地诊治疾病。对于本病的发病机理，虽然中医学与现代医学的表述不同、治疗手段不同，但其治疗目标均是修复黏膜破损，使正常的黏膜再生。因此，只要具有黏膜得以恢复的共性，二者的诊治必然有相通之处。

中医学认为，人体之正气能维持机体的正常生理运动、防御病邪的侵袭，若正气亏虚，则机体生理的协调状态就会被破坏，不能有效抵御病邪侵袭，造成疾病的发生，即"正气存内，邪不可干"。就本病而言，抗酸因素减退是气虚的防御功能下降的体现，胃内酸浊上逆即是攻击因素。由于气虚而滞，气滞血瘀，气虚痰凝，导致食管黏膜微循环层面的气滞血瘀痰凝交结，影响了细胞组织的正常再生，发生异型增生，因滞而引发本病。因此，"气虚"是导致气、血、痰等病理产物滞伤为病的根本病因，"酸浊"是诱导因素，"气滞血瘀痰凝"既是病理产物，也是 BE 发生的病理变化基础。标本而言，气虚、酸浊上逆为本，气滞血瘀痰凝为标。

中医学始终提倡"扶正祛邪"，尽管中医学没有微观的细胞组织学和代谢组学认识来发现机体的内部微结构状态，但人体存在着能够协调组织器官维持正常代谢运行的机制，称之为"正气"。以此为据，中医学早在东汉时期就已形成了理法方药完备的一整套诊治体系。近现代有众多的临床实验研究证实，许多中药单药及复方、中医治法能够起到抑制癌细胞增殖，促进凋亡的作用。尽管这些药物、治法的作用机制尚未完全被认识发现，但不应以机制不明来否定中医药的疗效，而应从疗效中寻找规律，中西医相契合进而来发现和发展医学。从中医学理论出发，正气虚是本病的关键因素，若正气尚固，即使有酸浊等外邪侵袭，正气则与邪气相争，亦不至于病深，不会发生机体组织结构改变、内环境的严重紊乱。即使胃、食管黏膜破损，但正气充足，组织修复功能正常，及时修复破损的黏膜，避免遗传基因发生异变。如果正气虚防御功能下降，酸浊之邪滞伤黏膜，致使黏膜破损，黏膜增生异常或凋亡，进而发展为 BE。可以说正气亏虚是本病发生的内在根本原因。

现阶段胃镜检查仍是诊断本病的首选方法，病理学检查为确诊依据。对于病理提示有中等程度以上不典型增生的患者，密切胃镜随诊，谨防恶变，必要时应借助内镜下治疗、手术治疗等现代医学手段对病变进行切除，不可师心自用，以免延误时机，造成恶果。总而言之，调整脾胃气机，补气扶正，升降相宜，复气之防御功能，运滞、消滞于无形之中，协调机体组织内环境的平衡，减少酸浊之邪的侵袭，最终祛除病变局部的病理产物，方能使 BE 治愈，阻断炎癌转化的机制。中医学从整体观念出发，辨证论治，以运、消、化为大法，确切方药之功，定求疗效之宜。药物治疗的同时，还应注意改变患者的不良生活习惯，以及避免精神刺激、情绪波动等，这样才能加快 BE 的康复，或延长、减少复发概率，延长复发时间。

第二节　贲门失弛缓症

贲门失弛缓症是以食管下括约肌（LES）松弛障碍，食管体部无蠕动及食管下括约肌高压为主要特征的原发性食管动力紊乱性疾病，其病因尚未完全阐明，多数学者认为可能与食管壁 Auerbach 神经丛病变有关。临床主要表现为：吞咽困难、胸骨后沉重阻塞感或非心源性胸骨后疼痛、食物反流、夜间咳嗽，由于长期吞咽困难、胸骨后疼痛而致摄入不足，中晚期常见体重下降、贫血，严重时可发生营养不良和维生素缺乏，以及水、电解质平衡失调。晚期极度扩张的食管压迫邻近器官可引起气急、发绀，食管严重潴留时常并发食管炎，或霉菌性食管炎。

目前现代医学治疗手段包括药物治疗、气囊扩张、内镜下注射肉毒杆菌毒素、内镜下球囊扩张或支架植入等，对于中重度及内镜下治疗效果不佳者行贲门肌层切开术治疗，但疗效欠佳，预后多不良。

一、病因病机

根据贲门失弛缓症的临床特征，该病应归属于中医学"噎膈""反胃""胃痛"等范畴。《素问·至真要大论》谓："饮食不下，膈咽不通，食则呕。"中医称食管为脘管，贲门失弛缓症病位在食管，属胃气所主，但与肝、脾、肾等脏的功能失调有密切关系。《灵枢·四时气》谓："食饮不下，膈塞不通，邪在胃脘。"

1. 气机郁滞，气逆于上

脾胃肝肾功能失调，导致津枯血燥，气郁、痰阻、血瘀互结，因滞而致食管干涩，食管、贲门狭窄。本病初起以标实为主，中后期以本虚为主，或虚实夹杂，如《医学心悟·噎膈》谓："凡噎膈症，不出胃脘干槁四字。"

2. 忧思郁怒，痰气交阻

忧思滞伤脾土，脾伤则气结，以致运化失调，津液不布，聚而成痰。恼怒滞伤肝木，肝伤则气郁，使疏泄失职，血行不畅，积而成瘀。痰瘀阻滞于食管，饮食难以下行，久之精微不能生化，津液日益干涸，上下不得流通而发病。

3. 饮食不节，津伤膈阻

饮酒过多，或恣食辛燥之品，久而积热消阴，津伤血少，痰热瘀滞，致使食管干涩，食管狭窄而发。如《医碥·反胃噎膈》

谓："酒客多噎膈，饮热酒者尤多，以热伤津液，咽管干涩，食不得入也。"又如《临证指南医案·噎膈反胃》云，"酒湿厚味，酿痰阻气，遂令胃失下行为顺之旨，脘窄不能纳物"，并提出"脘管窄隘"。

本病之初起以邪实为主，随着病情发展，气结、痰阻、血瘀愈显，食管、贲门狭窄更甚，邪实有加；又因胃津亏耗，进而损及肾阴，以致精血虚衰，虚者愈虚，津亏与气虚相合，而成噎膈重证。如病情继续发展，胃津受损，继则肾阴受损，由阴损以致阳衰，则肾之精气并耗，脾之化源告竭，形成气虚阳微之证，出现亡阴亡阳，终成不救。

二、病案举隅

隋某，女，69 岁。2006 年 10 月 31 日初诊。

主诉：胃脘隐痛反复多年，加重伴吞咽不畅 1 个月。

现病史：胃脘连脐腹隐痛阵作，伴肛门下坠欲便感，时有呃逆，恶心呕吐，食黏硬物吞咽困难，剑突下噎塞感，畏寒凉，纳差，无烧心反酸，便头干 2~3 日 1 次，失眠难寐，眠浅易醒，复睡难，夜尿 3~4 次，倦怠乏力，时头晕，口干口苦欲饮，舌红光剥无苔，脉弦细。

胃镜：浅表性萎缩性胃炎，十二指肠球部溃疡。

上消化管造影：贲门失弛缓症。

诊断：中医诊断：噎膈（气阴两虚）。

　　　　西医诊断：贲门失弛缓症；慢性胃炎；十二指肠溃疡。

治法：健脾益气，养阴润燥。

方药：益胃汤合旋覆代赭汤加减。

沙参 15g，生地 25g，玉竹 15g，麦冬 25g，旋覆花 15g，代赭石 25g，党参 25g，姜半夏 15g，茯苓 25g，生白术 25g，郁金 15g，元胡 15g，荷梗 10g，鸡内金 35g，香附 15g，乌药 10g，桑螵蛸 5g，炙甘草 10g。

用法：日 1 剂，水煎，早晚饭后温服。

7 剂后吞咽不适减轻，胃脘痛明显缓解，便秘减轻，随症加减用药 30 余剂，胃脘痛基本缓解，吞咽不适消失。

2007 年 4 月复查胃镜示：慢性浅表性萎缩性胃炎。

按语：该患胃脘隐痛缠绵多年，伴肛门下坠，剑突下噎塞，胃脘畏寒，均为气虚不足。口干口苦欲饮，舌光红无苔是为胃阴不足，气阴两虚。方中益胃汤养阴润燥，益胃降逆。配伍香附、乌药、元胡、郁金理气之品，可使补气而不壅，条畅气滞。该患者有气虚下坠之症，故用和缓升清之荷梗，助以消食导滞之内金。诸药配伍，共奏养胃化滞，降逆止痛之功。

三、临证备要

本病的病因多由食滞、气滞而伤脾胃，脾胃为后天之本，气血生化之源，滞伤脾胃则化源不足，气血两虚。脾胃为人体气机升降出入的中枢，升清降浊失司，气虚不能化滞，因虚生滞，加重郁滞。因而出现虚中夹滞，滞中夹虚，虚实夹杂之证。

现代医学认为，本病是由食管下括约肌松弛不全所致的综合征。病因由功能不全逐渐导致器质损伤。正如《中西医结合胃肠病学》所说："由于贲门部失去弛缓，食管下括约肌和贲门不能松弛，致食物滞留于食管内。久之食管扩张、肥厚、伸长、屈曲、失去肌张力。食物瘀滞，慢性刺激食管黏膜，致充血、发炎，甚至发生溃疡。日久，少数病人可发生癌变。"

人体生理功能与脏器的病理改变之间具有辩证统一关系。中医药正是在改善功能的基础上，避免了器质上的继续损害，并具有修复损伤的作用。

第三节　反流性食管炎

反流性食管炎（RE）是由胃、十二指肠内容物包括胃液和十二指肠液反流入食管引起的食管炎症性病变或并发症的一种疾病。内镜下表现为食管黏膜的破损，即食管糜烂和（或）食管溃疡，以及破损病变有无融合。反流性食管炎可发生于任何年龄的人群，成人发病率随年龄增长而升高。西方国家的发病率高，而亚洲地区发病率低。这种地域性差异可能与遗传和环境因素有关。但近20年全球的发病率都有上升趋势。中老年人及肥胖、吸烟、饮酒及精神压力大者是反流性食管炎的高发人群。临床表现可有典型的烧心、反酸等食管内反流症状，也可伴有咽部异物感、慢性咳嗽、哮喘、咽喉炎、龋齿等食管外表现。目前现代医学治疗以抑酸剂、黏膜保护剂、促动力药为主，近期黏膜愈合疗效较好，但停药后易复发，对患者工作和生活造成极大影响。

RE以"反酸、烧心"为主要临床表现，根据其主症，中医学将本病归属于吐酸、呕吐、嘈杂、噎膈、胃反、胃痞等范畴。1997年国家技术监督局发布的国家标准《中医临床诊疗术语疾病部分》也将本病称为"食管瘅"。中医学对食管的解剖、生理早有认识。《难经集注》称为"胃之系"，《医贯》谓"咽系柔空，下接胃本，为饮食之路"，认为食管为胃之所属，亦以通降为顺，若通降不顺，即发为此病。吐酸最早可见于《素问·至真要大论》，其谓："诸呕吐酸，暴注下迫，皆属于热。"《脉经》称本病为吞酸，指出"关上沉，心痛，吞酸"。张仲景《伤寒论》谓："胃气有余，噫而吞酸。"《丹溪心法》谓："嘈杂，是痰因火动，治痰为先……食郁有热，肥人嘈杂。"《订补明医指掌》谓："噎膈多起于忧郁，忧郁则气结于胸臆而生痰，久者痰结成块，胶于上焦，道路狭窄，不能宽畅，饮或可下，食则难下，而疾已成。"可见历代医家对反流性食管病的生理特点和病理变化均进行了较为翔实的论述。

一、病因病机

1. 饮食不节

食管本为"柔空"，不耐克损刺激，嗜食辛辣刺激之物，或过食肥甘厚味，或饥饱无常，克损脾阳，滞伤胃络，升降失常，纳运失衡，中焦食滞，气机不畅，脾气不升，胃气反逆，上犯食管，发为此病。国内外研究均证实了不当的进食会诱发胃食管反流病的发生。

2. 情志失调

情志不遂，郁怒伤肝，肝失疏泄，胆气附逆，横犯中焦，滞伤脾胃，致胃气上逆，或忧思伤脾，脾失运化，饮食停滞，壅阻于胃，胃气上逆，上犯食管，发为此病。国内外的临床研究证实，患者的焦虑、抑郁评分较正常人群高，其生活质量与焦虑、抑郁积分均呈负相关。

3. 烟酒过度

烟酒过度，一则蕴生痰浊，阻滞气机，痰气交阻，胃失和

降，胃气上犯于食管，烟浊酒浊滞伤食管内壁，故发此病。国内
外的胃食管反流病诊治指南（共识）均提到吸烟、饮酒可作为胃
食管反流病的独立危险因素，并认为戒烟可减少反流症状的
发生。

4. 过劳体弱

年老久病体弱或劳伤过度，脾胃虚弱，生化纳运乏源，纳运
失调，升降失司，贲门失于统摄，胃气逆犯食管，因虚而滞，因
滞而病。研究显示，随着年龄的增长胃食管反流病的发生率逐渐
增高，食管裂孔疝的发病率也随之升高，可能与正气渐衰，脾气
亏虚相应。

总而言之，本病的病位在食管，归胃气所属，与肝脾密切相
关。病机概为"胃气上逆，侵犯食管"，虽病因多端，但终致胃
失和降，胃气上逆，气滞、痰凝、血瘀蕴结，滞伤于食管，发为
反流性食管炎。

二、病案举隅

陈某，男，55 岁。2013 年 7 月 12 日初诊。

主诉：烧心反酸反复发作 4 月余，加重 1 周。

现病史：烧心反酸，胸骨后烧灼感，近 1 周因情志不遂，上
症加重，伴胃脘嘈杂不适，两胁胀满攻撑牵至后背，口苦咽干，
便干，1 次/日，舌红苔黄，脉弦数。

既往史：2013 年 5 月 15 日胃镜检查示：反流性食管炎（LA-
B），胆汁反流性胃炎，十二指肠球炎。

诊断：中医诊断：胃脘痛（肝胃郁热证）。

西医诊断：反流性食管炎（LA-B）；胆汁反流性胃炎。

治法：清肝和胃，化滞降逆。

方药：六君子汤合加味逍遥散化裁。

党参 25g，茯苓 25g，生白术 15g，姜半夏 15g，陈皮 15g，柴胡 10g，黄芩 15g，焦栀子 10g，丹皮 15g，当归 15g，炒白芍 25g，海螵蛸 30g，儿茶 5g，浙贝 10g，生甘草 10g。

用法：每日 1 剂，水煎，早晚餐后温服。

服药 14 剂后，胃及食管烧灼感减轻，仍两胁胀满攻至后背。

上方加川楝子 10g，元胡 15g，续服 14 剂，烧心反酸、两胁胀满均消失，诸症渐愈。

上方加减继服 1 个月，巩固疗效。追访半年，上症未复发。

2014 年 5 月 10 复查胃镜：慢性浅表性胃炎。

按语：该患以肝郁化热，胃失和降为病，肝味酸，喜条达，肝的疏泄功能正常，则气机调畅；反之则肝气郁滞，酸浊自泛使胃失和降。《寿世保元》云："夫酸者肝木之味也，由火盛制金，不能平木，则肝木自甚，故为酸也。"这说明吐酸与肝气相关。本病为郁怒伤肝，使肝失条达，郁而化热，为实热证。

方中六君子汤合加味逍遥散，清肝解郁，运脾化滞。川楝子、元胡为金铃子散，疏达肝郁；海螵蛸、儿茶、浙贝制酸止痛。现代药理研究显示，儿茶在胃内因局部作用收缩胃黏膜血管而产生消炎止血效果。柴胡主要含有柴胡总皂苷、柴胡多糖等多种微量元素。柴胡总皂苷可抑制胃酸分泌，增加胃液的 pH 值，对大鼠的实验性醋酸溃疡有治疗作用。

三、临证备要

六腑以通为顺，承顺胃气之通降是化滞的重要方法。

1. 降浊与升清

本病之病位在食管，食管为胃气所属，是食物入胃之通路，亦具传化物而不藏的特点。胃气宜和降，若失于和降而反上逆，而诸症丛生。胃主受纳、腐熟水谷，为水谷之海，"以通为用"，而本病之根本病机在于胃失和降，胃气上逆，其病因多端、病机多变、虚实夹杂，但归根到底都离不开胃之通降失常，酸浊上逆而致病。故此临证之时，务使胃气和顺、通降运化为治疗之大法，诸般施药目的亦为使胃之和降畅达，胃中酸浊不复上逆，方为治病达本。若言降浊，不离升清。脾胃同位于中焦，饮食经受纳腐熟、运化而成水谷精微，二者相互影响。脾主升清，胃主降浊，是对二者生理功能特点的集中概括，升降二者相反相成，欲使浊降，则应清升。所谓治中焦如衡，非是不升不降之平衡，而是升降相得、升降相因之均衡。因此，本病之治，以复胃之降浊为目的，勿忘脾之升清。

2. 脾与肝

本病的发病机制中，防御因素与侵袭因素的（相对）失衡为目前医学界所公认。防御因素包括抗反流屏障、食管酸清除和黏膜抵抗力三个主要方面，其与中医学中脾虚所致气虚，气的固摄功能、推动功能和防御功能下降恰相对应。脾主运化，乃后天之本，脾虚则气虚，气虚则固摄无力，贲门失摄，可表现为下食管括约肌张力下降、一过性下食管括约肌松弛、食管裂孔疝、幽门括约肌关闭不全等情况，而致胃、十二指肠内容物随上逆之胃气而反流。气的推动功能在消化管则表现为促进食管、胃、肠的顺应性蠕动，故脾气虚，则推动无力，表现出食管的廓清功能下降，对反流物的清除能力下降，使反流物存留在食管的时间延长，近端胃扩张及胃、十二指肠的排空能力下降，导致反流的发生。气的防御功能则主要表现为食管黏膜的抗病能力，即对各种酸浊、邪气（热、痰、瘀）等的防御能力，"邪之所凑，其气必虚"，因虚而滞，从而致病。脾虚气血生化乏源，并食管黏膜营养不足，亦使黏膜破损后修复能力下降。因此，在本病的辨治之时，无论虚实、寒热均可滞而为病，从滞论治方为治疗大法。

人的心理活动，中医学将其统称为情志，在正常情况下，情志活动属于人类正常生理现象，是对外界刺激和体内刺激的保护性反应，有益于身心健康，五志七情对机体生理功能起着协调作用，不会致病。如《素问·气交变大论》谓："有喜有怒，有忧有丧，有泽有燥，此象之常也。"任何事物的变化，都有两重性，既能有利于人，又能有害于人。同样，五志七情太过会影响脏腑、经络、气血的正常运行，从而导致疾病，就本病而言，多因心情郁怒、忧思过虑所致。郁怒忧思，致肝胆疏泄失职，脾胃纳运失常，气机上逆即致本病。大量研究证实，在本病患者中，存在焦虑、抑郁状态的比例明显高于正常人群，焦虑和抑郁与烧心等消化管症状之间存在强烈的相关性。因此，针对反流性食管炎患者，一方面运用中药平气机之逆乱，和脾胃之升降，治脏腑之虚实；另一方面要注意进行适当的心理疏导，解除患者对疾病的恐惧、焦虑精神状态，可促进病情的好转，减少复发。

第四节　霉菌性食管炎

霉菌性食管炎亦称白色念珠菌食管炎，是由于白色念珠菌侵入食管黏膜而引起的溃疡性伪膜性食管炎，其临床症状与食管黏膜损害程度相关，常表现为咽痛、吞咽痛及吞咽困难，可伴胸骨后痛。部分患者则表现为无特征性的上消化管症状，易导致临床误诊及漏诊。霉菌性食管炎常见于机体免疫力低下者及（或）上消化管直接损伤者。长期大量使用抗生素、细胞毒性药、激素、免疫抑制剂以及强力抑酸药均可成为该病的诱发因素。另外，喜食腌卤食品和（或）冷藏冷冻食品亦可诱发该病。流行病学调查显示，近年来霉菌性食管炎的发病率呈明显上升趋势。对于该病，现代医学采用的具体治疗为：消除病因，抗真菌治疗。但当基础疾病无法根治时，其临床疗效会受到影响，使治疗周期延长，甚至出现霉菌耐药，导致感染复发。中医学将该病归属于"噎膈""胸痹""胃痛"等范畴。

一、病因病机

1. 饮食药毒所伤

中医认为，嗜酒无度，过食肥甘，恣食辛辣，滞伤脾胃，脾滞湿热内生，酿成痰浊，阻于食管、贲门；或津伤血燥，失于濡润，使食管干涩，引发进食噎塞疼痛；或饮食过热，食物粗糙发霉，服药不当，滞伤食管脉络及胃气，气滞血瘀阻于食管、贲门，而成本病。

2. 七情内伤

七情因素中，以忧思、恼怒多见。忧思滞伤脾土则气结，脾伤则水湿失运，滋生痰浊，痰气相搏；恼怒滞伤肝木则气郁，气结气郁则津行不畅，瘀血内停，已结之气，与后生之痰、瘀交阻于食管、贲门，久则食管、贲门变窄，而成本病。如《临证指南医案·噎膈反胃》谓："噎膈之证，必有瘀血、顽痰、逆气，阻隔胃气。"再如《医宗必读·反胃噎塞》谓:"大抵气血亏损,复因悲思忧恚,则脾胃受伤,血液渐耗,郁气生痰,痰则塞而不通,气则上而不下,妨碍道路,饮食难进,噎塞所由成也。"

3. 年老体衰

年老体衰,脾肾亏虚,脾虚则运化失常,痰湿凝聚,肾虚则精血渐枯,食管失养,干涩枯槁,因虚而滞,发为此病。如《医贯·噎膈》谓:"惟男子年高者有之,少无噎膈。"《金匮翼·膈噎反胃统论》谓:"噎膈之病,大都年逾五十者,是津液枯槁者居多。"若阴损及阳,命门火衰,脾胃失于温煦,脾胃阳虚,运化无力,痰瘀互结,阻于食管,亦成本病。

中医认为,本病之病位在食管,归胃气所主,总属本虚标实之证。病因以饮食药毒损伤、七情内伤、年老体衰为主,且三者之间常相互影响,互为因果,共同致病,最终形成本虚标实的病理变化。病机为气机郁滞,肝胃失和,滞伤脾胃,痰浊内生,蕴而化火成腐,以致出现吞咽疼痛不利,以及胸膈和胃脘闷痛烧灼不适等诸症。

二、病案举隅

李某,男,52岁。2008年3月11日初诊。

主诉:胃脘痛半年,加重1周。

现病史:胃脘疼痛反复发作半年,呈隐痛、饥痛,得食则减,肠鸣便溏,遇凉则欲便,纳可,无烧心反酸,烦躁易怒,善太息,口干,尿黄,舌暗红苔白厚腻,脉弦细。

查体:腹平软,中上腹胃脘处压痛,无反跳痛,墨菲征阴性,肝区轻叩痛。

胃镜：霉菌性食管炎，慢性浅表性胃炎（中度），十二指肠炎。

幽门螺杆菌（＋）。

彩超：空腹胆囊壁增厚（0.4cm）。

诊断：中医诊断：胃脘痛（肝脾不和）。

　　　　西医诊断：霉菌性食管炎；慢性浅表性胃炎；十二指肠球炎；慢性胆囊炎。

治法：疏肝健脾，理气止痛。

方药：六君子汤合金铃子散化裁。

党参 25g，茯苓 25g，炒白术 15g，炒苍术 15g，姜半夏 15g，陈皮 15g，枳实 15g，厚朴 15g，川楝子 10g，元胡 15g，香附 15g，乌药 10g，炒白芍 25g，炙甘草 10g。

用法：14 剂，水煎，早晚餐后温服。

二诊：服药后，胃脘痛减轻，情绪改善，便溏，1 次/日，舌暗红苔白腻，脉弦细。

处方：加炒山药 25g。

又服药 1 个月后，其他诸症均已好转。回访病情稳定。嗣后 3 个月复查胃镜示轻度慢性浅表性胃炎，霉菌性食管炎痊愈。

按语：该患饥痛食缓、畏寒便溏等为脾虚之象，苔厚腻即湿盛之征；烦躁易怒、善太息等为肝气郁滞之象，兼口干、尿黄即气郁化热之征。故以六君子汤健脾化湿，合金铃子散清热疏肝，理气止痛。仲景言，"见肝之病，知肝传脾，当先实脾"，故当以补脾益气为先，疏肝理气为辅。

本病为霉菌致病，西医诊断为霉菌性食管炎，采用病因疗法，抗霉菌治疗。中医治病求本，辨证施治，该患以肝郁脾虚，脾胃湿热为霉菌的生存条件。故健脾化湿，湿去则霉菌自灭。不用所谓抗真菌中药，如苦参、土茯苓、黄柏等，亦取得满意疗效。

第五节　食管裂孔疝

食管裂孔疝是指腹腔内脏器（主要是胃底部）通过膈食管裂孔进入胸腔。其病位仅在食管下段和食管胃连接部分，也就是指由膈食管膜、上下膈食管韧带、胃膈韧带固定于食管裂孔处发生病变。其发生机理除先天性外，以食管周围韧带松弛，食管裂孔增宽和腹内压增高为主因。本病多发于老年人。主要临床表现有胸骨后烧灼感、反胃、呃逆、咽下困难以及上消化管出血等症状。现代医学的内科治疗主要是消除疝形成的因素，控制胃食管反流，促进食管排空，以及抑制胃酸的过度分泌，但疗效不甚理想。手术治疗虽可以纠正裂孔疝的解剖缺陷，但术后发生食管、胃连接部功能障碍率达 10%，复发率更是高达 50%。根据其临床症状特点，中医学将该病归属"噎膈""反胃""呕吐""呃逆""胃脘痛"等范畴。

一、病因病机

1. 饮食不节

饮食失节，恣食生冷，过食肥甘，纵饮醄酒；或饥饱不节，内伤脾胃，脾胃纳化失调；或升降不谐，酸浊上逆；或痰湿内生，阻滞气机；或脾不升清，统摄无力。诸般因素滞伤脾胃，发为本病。《脾胃论·脾胃虚实传变论》谓："历观诸篇而参考之，则元气之充足，皆由脾胃之气无所伤，而后能滋养元气；若胃气之本弱，饮食自倍，则脾胃之气既伤，而元气亦不能充，而诸病所由生也。"

2. 七情不顺

情志郁恼，肝气不畅，横逆中焦，气机紊乱，升降失和；思虑过度，脾气郁结，运化失常，脾主肌肉，固摄不能，滞伤脾胃，即见本病。如李渔于《笠翁文集》云："怒时食物易下而难消，哀时食物难消亦难下，俱宜暂过一时，候其势之少杀。"

3. 年老久病

年老久病，正气亏虚，脾肾虚损，气虚则不能固摄，脾虚则升清不能，肾虚则气化无力，清气不升，浊气反逆，滞伤脾胃，即见本病。如《石室秘录》谓："呕吐之证，人以为胃虚，谁知出于肾虚……肾火生脾，脾土始能生胃，胃气一转，呕吐始平，此治胃而用治肾之药，人知之乎？"

病位在于食管，为胃气所主，脾胃为病变关键脏腑，与肝、肾密切相关。病机要点为"脾胃失和，升降失调"，多为虚实夹杂之证，虚即脾胃虚损，肾气不充，实则气滞不行，痰湿积滞。如《景岳全书》谓："噎膈一证……盖忧思过度则气结，气结则施化不行。"《证治要诀》谓："诸痞塞及噎膈，乃是痰为气所激而上，气反为痰所隔而滞，痰与气搏，不能流通。"

二、病案举隅

马某，女，53岁。2007年5月5日初诊。

主诉：胃脘饥痛饱胀反复发作10余年，加重2个月，伴胸骨后不适。

现病史：胃脘饥则隐痛，得食则舒，餐后 1 小时胃脘胀痛，嗳气频作，得之则舒，纳少，胸骨后堵闷不适，烧心反酸，反食反苦水，胃脘畏寒，便秘 20 年，排出困难，便量少，1 次/日，便后不净感，近 1 周便干如羊屎状，3~4 日 1 次，胸闷气短，善太息，烘热汗出，眠尚可，舌淡红，苔薄白略腻有齿痕，脉弦细。

既往史：1999 年行子宫肌瘤手术、绝经。

胃镜：食管（柱状上皮）化生，食管裂孔疝（滑动型），慢性胃炎，胃体息肉高频电凝切除。

病理：胃及食管黏膜轻、中度慢性炎症。

诊断：中医诊断：胃脘痛（肝郁脾虚）。

　　　西医诊断：反流性食管炎；食管裂孔疝（滑动型）；慢性胃炎。

治法：平调寒热，消食导滞。

方药：六君子汤合半夏泻心汤加减。

党参 25g，茯苓 25g，生白术 25g，姜半夏 10g，陈皮 25g，厚朴 15g，枳实 15g，炒莱菔子 50g，木香 5g，神曲 25g，鸡内金 25g，浙贝 10g，黄连 5g，黄芩 15g，干姜 5g，炙甘草 15g。

用法：14 剂，水煎，早晚餐后分服。

二诊：药后，胃脘痛减轻，胸骨后堵闷及烧心反酸诸症缓解，便秘好转，2 日一行，仍有排便不净感，舌淡红，苔薄白有齿痕，脉弦细。

处方：前方加荷梗 10g，佛手 15g，苏梗 15g，用法同前。

三诊：服药 21 剂后，胃脘痛及胸骨后堵闷感基本消失，烧心反酸缓解，纳增，大便 1~2 日一行，排便不尽感明显减轻，胸闷、气短诸症好转，舌淡红，苔薄白，脉弦。

继服 3 个月后，诸症均消而停药。

6 个月后复查胃镜示：慢性胃炎（未见食管黏膜破损以及食管裂孔疝）。

按语：该患胃脘畏寒，饥则隐痛，得食则舒，脉弦细，此脾气虚之候；烧心反酸，反食反苦水，此胃气逆之候；嗳气频作，得之则舒，胸闷善太息，烘热汗出，此肝郁气滞之候。久病脾气虚衰，故胃脘饥痛，得食则舒，但脾虚运化无力，则进餐之后再见胀痛。脾虚升清无力，胃之降浊失用，加之肝气郁滞，横犯中焦，乘脾克胃，则胃气上逆并脾虚更甚，日久脾胃气阴两虚，故既有便干如羊屎状之阴虚脾约之证，亦可见便后不净感之气虚无力之证。本例为寒热虚实夹杂，本虚标实之证。此病机复杂，非一方简药可效。该患"因滞而虚，因虚更滞"，故以六君子汤配伍半夏泻心汤为主方，健脾益气，理气降逆，平调寒热。方中生白术滋脾阴，润大肠；厚朴、枳实、炒莱菔子，为小承气汤之变方，承顺胃气下行；木香理气滞，鸡内金消食滞。可见中医辨证施治组方思路需要既注重经典方剂，又不拘泥于经典，要根据现代社会疾病谱而有所发展和创新。

第六节　食管乳头状瘤

食管乳头状瘤（EP）是一种少见的食管息肉样良性肿瘤，表层为鳞状上皮乳头状增生，也称为食管鳞状上皮乳头状瘤（ESP）。文献报道，我国的内镜下 EP 检出率约为 0.14%，可发生于食管的任何部位，但以食管下中段为多发。EP 的发病机制目前认为与黏膜损伤、人类乳头瘤病毒（HPV）感染、遗传因素等相关。多数人认为 EP 是多因素共同作用的结果，即有害刺激的存在，黏膜损伤后再生，合并 HPV 感染，两者起协同作用。但也有一些报道在 EP 患者中未检测到 HPV，因此 HPV 在 EP 发病机制中的作用尚不明确。虽然目前认为 EP 是一种良性肿瘤，但也有一些文献报道认为伴有 HPV 感染，且伴有不典型增生者则有恶变可能。西医对于 EP 的治疗无针对性药物，以高频电切术为主要手段，还有应用氩气、微波、激光等内镜下治疗的报道，应用中医药治疗 EP 则未见报道。

一、病因病机

中医药辨治该病，要从中医整体观念出发进行辨证论治，同时要借助现代医学先进而有效的诊治设备，胃食管镜就是检查发现该病最为有效的手段。针对该病，尽管中医与西医的治疗目的是一致的，都是恢复食管的正常组织结构和生理机能，二者只是对该病的认识描述不同，治疗手段也不同，西医的手术治疗预后多不理想。中医学根据四诊合参，辨证与辨病相结合，精准辨证用药，效果显著。现代医学研究表明，EP 的病理组织学检查发现，其被覆的鳞状上皮呈乳头状增生，部分 EP 无明显炎症表现，也有伴炎性细胞浸润，少数则伴有不典型增生，目前大多数学者认为 EP 是黏膜损伤后再生异常所导致的。食管鳞状上皮细胞的正常凋亡、再生不会导致该病发生，只有被某些因素所干扰，才会出现增生的异常，在 EP 中，对食管黏膜造成损伤的各种刺激是疾病的始动因素，并且推动了该病的发展，细胞的凋亡、增生异常则是根本原因。中医学将疾病的发生、发展总结为正气与邪气斗争的过程。正气充盛则能御邪、驱邪，邪气难以侵入机体，正气不足则卫外不固，邪气内袭，更伤正气，可见正气亏虚是疾病发生的内在根据。正邪双方这种时刻存在的斗争，决定了机体某一脏腑或某一部位发病与否，一旦出现正不敌邪，疾病就会发生。这也说明了，在同样的致病因素刺激下，正气亏虚的人更易患病，而不是所有人都会发病。中西医互参，从中医角度来看待本病，细胞的正常凋亡、再生，食管黏膜血供，防御机能的正常等都可以作为正气的体现，而可造成黏膜损伤的物理化学性刺激、HPV 感染等则是邪气。因此，对于 EP 的中医治疗要做到扶正与祛邪并举。

从中医理论来看，气血、经络、脏腑功能的充盛、协调，是"正气存内"的体现，扶正也就是通过药物治疗等手段来恢复这种正常的机体状态。邪气有不同的体现，即 HPV 感染可看为外邪，反流到食管的胃内容物可看为内邪，不同属性的邪气对正气造成不同性质的损伤，从而表现出不同的症状。中医学通过对这些症状的辨别来判断疾病某一发展时间的病理状态，概之为病机，再进行针对性的施治。所有疾病的病机皆可以"正虚邪实"来概括。所谓正虚者，或气血阴阳虚衰，或脏腑三焦不足，因虚而致；邪实者，或外感六淫疫气，或内生五邪，诸此等而有别。本病而言，正虚责之气虚，气虚则不能御邪于外而感病，气虚亦推动不力而浊随之上逆。邪实责之湿热或湿毒，HPV 病毒感染及反流物即为外邪，侵入机体化为湿热或湿毒之邪损耗正气，破坏机体的组织结构和生理功能的完整性，故导致本病的发生。

二、病案举隅

刘某，女，72 岁。2010 年 4 月 1 日初诊。

主诉：胃脘堵胀，嗳气，伴烧心反酸反复发作 3 年余，加重 1 个月。

现病史：胃脘堵胀，餐后加重，时伴咽喉堵闷，嗳气频作而不畅，纳少早饱，烧心反酸，心烦口苦，口干欲饮，大便不成形，日 2~3 次，眠不安，舌暗红，苔黄腻，脉弦。

2007 年 6 月 23 日胃镜示：食管乳头状瘤（距门齿约 30cm 见一枚乳头状瘤，大小约 0.2cm）；慢性萎缩性胃炎伴糜烂。

幽门螺杆菌（+）。

病理诊断：慢性萎缩性胃炎，部分腺上皮呈中度腺瘤型异型增生。

2010 年 3 月 11 日胃镜示：食管乳头状瘤（距门齿约 29cm 见一枚乳头状瘤，大小约 0.3cm）；慢性萎缩性胃炎。

幽门螺杆菌（+）。

诊断：中医诊断：胃痞（脾虚湿阻）。

　　　　西医诊断：慢性萎缩性胃炎；食管乳头状瘤。

治法：健脾化湿，理气化滞。

方药：六君子汤合半夏厚朴汤化裁。

党参 25g，茯苓 25g，炒白术 15g，炒苍术 15g，姜半夏 15g，陈皮 25g，厚朴 15g，枳实 15g，苏梗 15g，佛手 15g，海螵蛸 25g，儿茶 5g，浙贝 10g，炒薏米 25g，炙甘草 10g。

用法：14 剂，日 1 剂，水煎，早晚饭后温服。

嘱舒缓情绪，忌食刺激性食物。

二诊：烧心反酸消失，胃胀减轻，仍嗳气不畅，纳少，便成形，口干欲饮，舌暗红，苔黄微腻，脉弦。

上方加内金 25g，神曲 25g，炒麦芽 25g，荷梗 10g，莪术 15g，三棱 10g。

三诊：胃胀再减，食量增加，嗳气已舒畅，心烦口苦减，便成形，舌暗红，苔薄黄，脉弦。

上方加连翘 10g。

再服药 14 剂，胃脘堵胀已大减，偶食不当嗳气反酸，舌暗红，苔薄黄，脉弦。改汤剂为丸剂坚持服用 5 个月余。

嗣后 2015 年 4 月 1 日胃镜示：食管乳头状瘤消失，慢性萎缩性胃炎转为浅表性胃炎。

按语：该患脾虚湿盛，湿聚成痰，肝郁气滞，痰气交阻于咽喉则堵闷，嗳气不畅，交阻于食管则聚生食管乳头状瘤。故以六君子汤等方化裁，共奏健脾化湿之效。半夏、厚朴治疗痰气阻滞，海螵蛸、儿茶、浙贝清热化痰，苏梗引药上达病所，薏米健脾渗湿，现代药理研究薏米能够清热排脓，抗肿瘤，增强免疫力。二诊之时，该患正气复而邪气减，加内金、神曲、麦芽以助消食滞，三棱、莪术行气破血化瘀滞。胃病久而屡发必有凝痰聚瘀，活血化瘀药物的应用，确能改善病变黏膜的血液循环，阻断导致瘀血的病理产物，对于患者食管乳头状瘤的消除效果非常明显。

第七节　慢性萎缩性胃炎伴肠上皮化生

慢性萎缩性胃炎（CAG）是消化系统疾病中常见病和疑难病

之一，以胃黏膜萎缩变薄，固有腺体减少或消失，黏膜肌层增厚及伴有肠上皮化生、不典型增生为特征，临床上以"胃脘胀满、疼痛、嘈杂、纳少，大便或干或稀"为主要表现。世界卫生组织将 CAG 列为胃癌的癌前状态，目前尚无理想的治疗方法。根据本病的主要临床特点，将其归属于中医学的"胃脘痛""嘈杂""痞满""胃痛""胃痞""噫气"等范畴。

一、病因病机

1. 饮食不节

过饥过饱，损伤脾胃，胃气壅滞，致胃失和降；五味过极，辛辣无度，肥甘厚腻，饮酒如浆，久滞脾胃则蕴湿生热，伤脾碍胃，气机壅滞，发为本病。如《伤寒论》谓："胃中不和，心下痞硬，干噫食臭""谷不化，腹中雷鸣，心下痞硬而满"。又如《医学正传·胃脘痛》谓："致病之由，多由纵恣口腹，喜好辛酸，恣饮热酒煎煿，复餐寒凉生冷，朝伤暮损，日积月深……故胃脘疼痛。"

2. 情志不畅

忧思恼怒，伤肝损脾，肝失疏泄，横逆犯胃，脾失健运，胃气阻滞，运化不力，胃腑失和，气机不畅，发为本病。如《景岳全书·痞满》谓："怒气暴伤，肝气未平而痞。"又如《沈氏尊生书·胃痛》谓："胃痛，邪干胃脘病也……惟肝气相乘为尤甚，以木性暴，且正克也。"气滞日久或久痛入络，可致血瘀胃络。如《临证指南医案·胃脘痛》谓："胃痛久而屡发，必有凝痰聚瘀。"

胃为阳土，喜润恶燥，为五脏六腑之大源，主受纳、腐熟水谷，其气以和降为顺，不宜郁滞。上述病因如寒邪、饮食邪、痰瘀邪等滞伤胃腑，胃气阻滞，胃失和降，即见本病。病变部位在胃，但与肝、脾的关系极为密切。肝与胃是木土乘克的关系。若忧思恼怒，气郁伤肝，肝气横逆，势必克脾犯胃，致气机阻滞，胃失和降。肝气久郁，既可出现化火伤阴，又能导致瘀血内结，病情至此，则胃痛甚，缠绵难愈。脾与胃同居中焦，以膜相连，一脏一腑，互为表里，共主升降，故脾病多涉于胃，胃病亦可及于脾。若禀赋不足，后天失调，或饥饱失常，劳倦过度，以及久病正虚不复等，均能引起脾气虚弱，运化失职，气机阻滞。脾阳不足，则寒自内生，胃失温养；如脾润不及，或胃燥太过，则胃失濡养。阳虚无力，血行不畅，涩而成瘀；或阴虚不荣，脉失濡养，则瘀血阻络。

二、病案举隅

胡某，男，76 岁。2003 年 4 月 10 日初诊。

主诉：胃脘饱胀堵闷多年，近 2~3 个月加重。

现病史：胃脘饱胀堵闷，无烧心反酸，无恶心，无嗳气，纳可便调，夜寐多梦易醒，口干不苦，不欲饮，舌暗红，苔黄厚腻，脉弦滑。

既往史：于 2002 年因横结肠肿瘤行手术治疗。

2003 年 3 月胃镜示：慢性萎缩性胃炎（胃窦糜烂）。

病理：（幽门）黏膜轻度慢性炎症伴肠上皮化生。

诊断：中医诊断：胃痞（脾虚食滞）。

西医诊断：慢性萎缩性胃炎伴肠上皮化生。

治法：健脾化湿，和胃消滞。

处方：六君子汤合保和丸化裁。

党参 25g，茯苓 25g，炒白术 15g，陈皮 25g，姜半夏 15g，枳实 15g，厚朴 15g，木香 5g，大腹皮 15g，焦楂 10g，生炒麦芽各 25g，神曲 25g，莱菔子 15g，鸡内金 25g，连翘 15g，隔山消 10g，炙甘草 10g。

用法：水煎服，早晚餐后温服。

经过 3 个多月治疗，诸症全消。2003 年 9 月复查胃镜：慢性萎缩性胃炎。病理：（幽门）黏膜轻度慢性炎症，肠上皮化生已消失。

第二次发病：该患于 2006 年 10 月因饮食不节，胃脘不适复作而再诊。症见：胃脘胀痛，饥饱均作，下半夜胃脘胀痛而醒，胀重于痛，肠鸣下利，便稀，2～3 次/日，眠欠安，倦怠乏力，舌淡紫有瘀斑，苔白腻，脉弦滑。

胃镜示：慢性萎缩性胃炎。

幽门螺杆菌（+）。

诊断：中医诊断：胃脘痛（脾虚气滞，痰瘀阻络）。

西医诊断：慢性萎缩性胃炎；幽门螺杆菌感染。

治法：健脾化湿，理气化瘀。

处方：六君子汤合半夏泻心汤、失笑散化裁。

党参 25g，茯苓 25g，炒白术 15g，姜半夏 15g，陈皮 15g，厚朴 15g，枳实 15g，黄连 5g，黄芩 15g，木香 10g，生炒蒲黄各 10g，五灵脂 15g，香附 15g，乌药 15g，炒薏米 50g，炙甘草 10g。

用法：7 剂，水煎服，早晚饭后温服。

二诊：前症均减，但偶有夜间胃脘痛，上方加炒白芍 25g，元胡 15g，川楝子 10g，增强止痛之效。

随证化裁，延治4个月余，诸症皆消。

2007年5月胃镜示：慢性浅表性胃炎。

幽门螺杆菌（-）。

按语：本病之核心在于"滞"与"虚"。古人饥荒战乱，奔波流离，内伤劳倦，故多因虚而滞；今时之人，生活富足安逸，饮食肥甘厚腻，恣嗜烟酒，社会竞争激烈，精神紧张，故多因滞而虚。

该患第一次发病时，症以胃脘痞胀食滞为主，乃其高龄病久，脾虚胃滞，复饮食不节，滞伤脾胃，故见虚滞夹杂之证。治宜健脾化湿，和胃消滞。遣方以六君子汤合保和丸化裁，焦三仙起到消食滞、健脾胃之效；食滞日久阻碍中焦气机升降，佐以木香、枳实、厚朴、大腹皮、隔山消以疏肝理气，消痞除满，使壅塞去，气机畅，胃气和。

第二次发病时，诊见胃脘胀痛，夜间尤甚，舌淡紫有瘀斑。故以失笑散等理气化瘀，消胀止痛；病久因滞而虚，寒热错杂，故见脾虚湿盛，肠鸣下利，配以半夏泻心汤和炒薏米，平调寒热，健脾化湿。

治疗本病之时，注重消滞健脾，取小承气汤之法。以莱菔子易大黄，盖患病之人多为中老年，不耐大黄之苦寒败胃，故伍厚朴、枳实，承顺胃气，消郁滞，调气机，为脾胃气滞之主方。若湿滞脾胃时，则加茯苓50g以健脾化湿，且可健脾补中，便溏者重用薏苡仁50g，若病久脾阴虚而便秘者重用生白术。当萎缩性胃炎伴肠上皮化生或不典型增生时，其病机乃痰瘀互结，此时仅以健脾化湿之法，效多不佳，需祛痰化瘀并用。祛痰当以平陈之意，半夏能燥胃湿化痰浊，为治痰之要药；化瘀多以蒲黄、五灵脂，此二药活血化瘀不伤正，能"治一切气，开胃消食，消瘀血"。现代医学研究发现，慢性萎缩性胃炎患者的细胞免疫功能多数偏低，胃腺体分泌功能低下，结合病理学的胃腺体萎缩，胃细胞减少或消失这一系列特点来看，过去一般认为细胞的萎缩是不可逆的。许多健脾益气的药物，如人参、党参、黄芪等可活化单核巨噬细胞，增强其吞噬及抗原提呈能力，提高机体免疫功能。一些滋肾养阴的药物有促进淋巴细胞转化，增强细胞免疫的功能。乌梅、白芍等弱酸性养阴药物可刺激胃黏膜产生前列腺素类物质，具有细胞保护作用。多数活血化瘀药，如丹参、三七能改善胃黏膜血流量，增加组织血液灌注，促进炎症吸收以及萎缩腺体复生。大量研究发现，中药及复方能够从多种机制对幽门螺杆菌有灭杀、减毒作用。因此，在临证之时，一定要抓主症，析病机，辨证施治，则萎缩性胃炎乃至肠上皮化生才有逆转的可能。

三、临证备要

胃镜作为中医望诊的延伸，在本病的诊治过程中起重要作用。萎缩性胃炎伴不典型增生时，镜下见胃固有腺体明显萎缩，又有黏膜层纤维化和散在不规则颗粒、结节及肠上皮化生，从微观辨证即与中医的痰瘀相合，此时属气滞痰郁或痰瘀互结，伴有气虚，则为虚实夹杂之证。萎缩性胃炎伴肠上皮化生是一个长期的、多因素作用下的过程，因此治疗应当遵循"综合治疗"和"个体化治疗"相结合的原则。中医学强调三因制宜、辨证论治，与现代医学治疗模式不谋而合。中医学认为，邪正的盛衰变化，对于疾病的发生、发展及其变化和转归都有重要的影响，疾病的发生与发展是正气与邪气斗争的过程。因此，治疗的关键是改变正邪双方的力量对比，扶助正气，祛除邪气，使疾病向痊愈的方向转化。对于本病，在扶正祛邪的治疗原则之后，则更应辨明邪盛与正衰的实质内涵，方能有的放矢地施治。脾主运化水湿，胃主腐熟水谷，易被湿邪所伤而致本病。本病邪盛故多见于湿，但不能一概而论。饮食肥甘厚味、嗜好烟酒，则化生痰湿；过食寒凉、冷饮，则寒湿内阻；或肝郁气滞，水液代谢失常，则痰瘀互阻；亦有用药不当，直伤脾胃等。此般邪盛皆可影响脾胃的正常生理功能，使脾失健运，胃不化谷，诸症丛生。故诊病之时需谨察其症，以外揣内，慎求其因，免犯"虚虚实实"之戒。本病的胃镜诊断与中医辨证具有一定的规律性。胃镜下见单纯胃黏膜萎缩性改变时，多属虚寒；伴有胃黏膜炎性细胞浸润时，多为湿热或痰热；而肠上皮化生或假幽门化生时，多兼见痰瘀，分而治之，每获良效。邪盛与正衰固为本病病机之根，但临证极少见单纯邪实或正虚之患，多为虚实兼夹之证。因此，临证时须辨明正邪之主次，明晰正邪盛衰的内涵，扶正与祛邪兼用方可。

第八节　胃溃疡

　　胃溃疡是指胃黏膜缺损达到或穿透黏膜肌层的溃疡病变，是临床常见病，并发症多，病程长，易反复，以饥饿不适，饱胀嗳气，反酸为典型临床症状，易发生出血、穿孔、幽门梗阻等严重并发症，危及患者生命。目前，临床西医治疗胃溃疡主要有抑酸剂（质子泵抑制剂、H_2受体拮抗剂）、胃黏膜保护剂等，西药毒副作用大，且复发率较高。

胃溃疡属中医"胃脘痛"的范畴，胃脘痛属中医脾胃学说的重要组成部分，其论治历史源远流长，《内经》对此就有论述。《灵枢·五味》谓："胃者，五脏六腑之海也，水谷皆入于胃，五脏六腑皆禀气于胃。"《灵枢·邪客》谓："五谷入于胃也，其糟粕、津液、宗气分为三隧，故宗气积于胸中，出于喉咙，以贯心脉，而行呼吸焉。营气者，泌其津液，注之于脉，化以为血，以荣四末，内注五脏六腑。"《内经》的论述奠定了中医脾胃学说的理论基础，也成为历代中医名家论治脾胃病理论的出发点。中医学认为，外邪伤中、肝气犯胃、情志过极或药邪损伤等因素均可以诱发本病。本病病位在胃，与肝脾密切相关。其病机及病理演变可由气到血、由实转虚，也可寒热互化，最后导致"虚实夹杂、寒热错杂"的复杂病候。

一、病因病机

1. 寒邪客胃

寒为阴邪，其性凝滞而主收引。胃脘上部以口与外界相通，气候寒冷，寒邪由口吸入，寒气直驱胃腑，内客于胃，久滞不去，脘腹受凉，或久服苦寒之药，或寒食伤中，滞伤脾胃，寒凝气滞，胃气失和，胃气阻滞，不通则痛。如《素问·举痛论》谓："寒气客于肠胃之间，膜原之下，血不得散，小络急引故痛。"

2. 饮食伤胃

胃主受纳腐熟水谷，其气以和降为顺，故胃痛的发生与饮食不节关系最为密切。若饮食不节，暴饮暴食，损伤脾胃，饮食停滞，致使胃气失和，胃中气机阻滞，不通则痛；或五味过极，辛辣无度，或恣食肥甘厚味，或饮酒如浆，则伤脾碍胃，蕴湿生热，阻滞气机，以致胃气阻滞，不通则痛，皆可导致胃痛。《素问·痹论》谓："饮食自倍，肠胃乃伤。"《医学正传·胃脘痛》谓："初致病之由，多因纵恣口腹，喜好辛酸，恣饮热酒煎煿，复餐寒凉生冷，朝伤暮损，日积月深……故胃脘疼痛。"

3. 肝气犯胃

脾胃的受纳运化，中焦气机的升降，有赖于肝之疏泄，如《素问·宝命全形论》所谓的"土得木而达"即是这个意思。所以病理上就会出现木旺克土，或土虚木乘之变。忧思恼怒，情志不遂，肝失疏泄，肝郁气滞，横逆犯胃，以致胃气失和，胃气阻滞，即可发为胃痛。如《杂病源流犀烛·胃病源流》谓："胃痛，邪干胃脘病也……惟肝气相乘为尤甚，以木性暴，且正克也。"肝郁日久，可化火生热，火热犯胃，郁滞胃腑，导致肝胃郁热而痛。

4. 脾胃虚弱

脾与胃相表里，同居中焦，共奏受纳运化水谷之功。脾气主升，胃气主降，胃之受纳腐熟，赖脾之运化升清，所以胃病常累及于脾，脾病常累及于胃。若素体不足，或劳倦过度，或饮食所伤，或过服寒凉药物，或久病脾胃受损，均可导致脾胃虚弱，中焦虚寒，致使胃失温养，发生胃痛。若热病伤阴，或胃热火郁，灼伤胃阴，或久服香燥理气之品，耗伤胃阴，胃失濡养，也可引起胃痛。肾为先天之本，阴阳之根，脾胃之阳，有赖于肾阳之温煦；脾胃之阴，有赖于肾阴之滋养。若肾阳不足，火不暖土，可致脾阳虚，进而形成脾肾阳虚之证，发为胃痛；若肾阴亏虚，肾水不能上济胃阴，胃为肾之关，可致胃阴虚，进而形成胃肾阴虚之证，发为胃痛。

本病病因，初则多由外邪、饮食、情志不遂所致，病因多单一，病机也单纯，常见寒邪客胃、饮食停滞、肝气犯胃、肝胃郁热、脾胃湿热等证候，多表现为实证；久之由实转虚，如寒邪日久损伤脾阳，热邪日久耗伤胃阴，多见脾胃虚寒、胃阴不足等证候，则属虚证。因实致虚，或因虚致实，皆可形成虚实并见证，如胃热兼有阴虚，脾胃阳虚兼见内寒，以及兼夹瘀血、食积、气滞、痰饮等。本病的病位在胃，与肝、脾关系密切，也与胆肾也有一定的关系。该病的基本病理机制为胃气阻滞、不通则痛或胃失所养、不荣则痛。但是痰和瘀作为病理产物，也参与着脾胃病的发生。若气滞日久，血行瘀滞，或久痛入络，胃络瘀阻，或胃出血后，离经之血未除，以致瘀血内停，胃络阻滞不通，均可引起瘀血胃痛。《临证指南医案·胃脘痛》早已有关于这种病机的论述："胃痛久而屡发，必有凝痰聚瘀。"若脾阳不足，失于健运，湿邪内生，聚湿成痰成饮，蓄留胃脘，又可致痰饮胃痛。

二、病案举隅

董某，女，46岁。2012年4月19日初诊。

主诉：胃脘痛反复2年，加重2个月。

现病史：胃痛阵作，伴反酸，时下半夜胃痛反酸而醒，纳少，口中酸水，大便干燥，4~5天1次，眠欠安，月经2~3天/27~28天，量少，色深，无血块，经前心烦乳胀，经行小腹坠痛，舌暗红胖大，苔薄黄腻，脉弦细。

2012年3月26日胃镜示：胃溃疡活动期（Forrest Ⅱa 型）；慢性浅表性胃炎，轻、中度。

病理：慢性胃炎，中度炎症，轻度活动，轻度萎缩，伴部分腺上皮中度异型。

诊断：中医诊断：胃脘痛（脾胃湿热中阻）。

西医诊断：胃溃疡。

治法：健脾和胃清热，理气化瘀止痛。

方药：六君子汤合自拟四合汤化裁。

党参25g，茯苓25g，生白术25g，姜半夏15g，陈皮15g，厚朴15g，枳实15g，木香5g，香附15g，乌药10g，元胡15g，川楝子10g，炒白芍20g，生炒蒲黄各10g，五灵脂15g，海螵蛸25g，儿茶5g，炙甘草10g。

用法：14剂，水煎，早晚餐后温服。

二诊：药后胃痛减轻，夜间未发作，反酸口干好转，大便成形不干，3~4天1次，已通畅，舌暗红淡紫，苔薄黄，脉细。上方加瓜蒌15g。再服14剂后诸症消失，守方巩固2个月。

2012年8月胃镜示：慢性非萎缩性胃炎伴糜烂。

按语：该患嗜食辛辣，湿热中阻，损伤脾胃，故以六君子汤健脾化湿。用生白术取其健脾而不燥，滋脾阴润大肠。自拟四合汤乃芍药甘草汤、青囊丸、金铃子散、失笑散合方，理气活血，缓急止痛。厚朴为沉降之品以降浊。海螵蛸、儿茶清热和胃。虽患者有夜眠欠安，此"胃不和则卧不安"，治胃以安眠，而不用镇静安神之药。现代药理学研究证实，党参、白术等健脾药能调节免疫功能，改善胃黏膜的血液循环，增加细胞代谢，促进胃肠运动，减轻黏膜炎症，加速黏膜的修复，从而促进溃疡的愈合。海螵蛸含弱碱性磷酸钙，能中和过多的胃酸，所含胶质有保护溃疡面的作用。活血化瘀药一方面能改善胃部血供，促进胃黏膜固有膜再生，防止幽门螺杆菌再感染；另一方面能使胃部病变组织气行血活，恢复正常微循环，营养状况改善，溃疡自愈。

三、临证备要

现代医学认为，胃酸、胃蛋白酶分泌过多，幽门螺杆菌感染和胃黏膜保护作用减弱等因素是引起胃溃疡的主要环节。胃排空延缓和胆汁反流、胃肠肽的作用、遗传因素、药物因素、环境因素和精神因素等，都与胃溃疡的发生有关。中医学认为，邪正的盛衰变化，对于疾病的发生、发展、预后及转归有着重要的影响。疾病的发生与发展是正气与邪气斗争的过程。正气充沛，则人体有抗病能力，疾病就会减轻或不发生。若正气不足，疾病就会发生或发展。就本病而言，胃酸、胃蛋白酶、幽门螺杆菌等攻击因素即为病邪，黏膜等保护屏障则为正气。中医药治疗本病即是从扶正和祛邪两个方面同时着手，扶正和祛邪是相互联系的两个方面，扶正是为了更好地祛邪，通过增强正气的方法，驱邪外出，从而恢复健康，即所谓"正盛邪自去"。祛邪是为了增强扶正，消除致病因素的损害而达到保护正气，恢复健康的目的，即所谓"邪去正自安"。从唯物辩证法角度来看，内因是指事物发展变化的内在原因，即内在根据；外因是指事物发展变化的外部原因，即外在条件。就本病而言，攻击因素即为外因，防御因素则为内因。因此，本病的治疗应当从矛盾的主要方面出发，兼顾次要方面，根据病情发生、发展过程中二者的动态变化来针对性地治疗。

现代医学认为胃溃疡的发病机理即是攻击因素与防御因素的失衡，虽然应用质子泵抑制剂（PPI）能有效地抑制胃酸分泌、胃蛋白酶激活，降低攻击因素，快速地使溃疡面愈合，但由于增强胃黏膜防御因素的方法缺乏，许多患者在停用 PPI 制剂后复发率非常高。中医药治疗本病与现代医学治疗模式相仿，虽然在降低攻击因素强度方面有所欠缺，但由于能够促进对胃黏膜防御因素的增强，因此疗效持久，复发率较低。

本病的主要矛盾在于正气亏虚，表现为黏膜防御功能、修复功能下降以及细胞再生、凋亡失衡。中医学认为，脾胃为后天之本，气血生化之源，气血亏虚，不能充养脏腑，正气亏损，不能御邪于外。因此，"补益脾胃"方能使正气充盛，抗邪而不病，且绝非健脾益气一法，需辨气血阴阳，亦有养阴益胃，补益脾阴之法。

本病涉及了正虚、邪实两方面，在疾病的发生、发展过程中必然有所侧重，虽扶正、祛邪并举，但要注意辨明二者孰轻孰重，不然则有"虚虚实实"之患，病情益重。本病之外邪伤正，有寒热之分，并且在疾病的发展过程中，寒热也可相互转化。中医对于病机的判断更是机体在某一病理阶段的描述，更是对整个病理过程的把控，要分清寒热，方能有的放矢，可达药到病除之目的。

现代医学研究认为，胃溃疡病变局部存在着微循环障碍，导致细胞供血、供养的异常，细胞增生、凋亡失衡，造成局部黏膜组织的防御能力下降，导致黏膜破损，而局部血运异常，也使得破损处黏膜修复能力下降。因此，中医药治疗本病运用活血化瘀之药，可以改善黏膜血供，可以促进病变修复。在病变急性期，则慎用活血药，以免加重破损处出血。

第九节　胃息肉

胃息肉指发生于胃黏膜表面隆起性肿物的总称，息肉一般较小，半球形隆起多见，好发于胃窦部，其次是胃体上部，胃底较少。胃息肉的病理类型主要可分为炎症性息肉、增生性息肉、胃底腺息肉、腺瘤性息肉，还有错构瘤性息肉等少见类型。由于部分胃息肉具有一定的癌变率，所以胃息肉通常被认为是胃癌的癌前病变，因此胃息肉的诊断治疗对减少胃癌的发病率有重要意义。多数胃息肉患者无症状，胃镜为其主要的发现、确诊手段，现代医学主要以胃镜下手术治疗为主要治疗手段。

《内经》中即有对于"息肉"的论述。《灵枢·水胀》谓："肠覃何如？岐伯曰：寒气客于肠外，与卫气相抟，气不得荣，固有所系，癖而内著，恶气乃起，瘜肉乃生。"虽言肠息肉，也可凭之测胃。本病归属于中医学"胃脘痛""积聚""痞满"等范畴。

一、病因病机

1. 情志失调

平素易于忧思恼怒，情志不遂，肝气郁滞，失于疏泄，运化无力，气机阻滞，脉络受阻，气滞血瘀，日积月累而致本病。

2. 饮食所伤

酒食不节，或偏食高粱厚味，嗜好烟酒，过食生冷，饥饱失宜，滞伤脾胃，脾失健运，湿浊内停，聚而成痰，气机受阻，血行不畅，脉络壅塞，痰浊气血搏结终致本病。

3. 脾胃虚弱

先天禀赋不足或久病脏腑受损，脾阳虚衰，水湿运化失常，痰湿内聚，聚而成积，致使气机不畅，气滞血瘀，脉络壅塞，滞伤脾胃，终发本病。

4. 寒湿外侵

起居失宜或冒雨涉水，寒湿外袭，内客于肠胃，令脏腑气血失和，脾阳不运，湿浊不化，凝结为痰，阻滞气机，脉络壅塞，气血壅滞，滞伤脾胃，发为本病。

病机乃为上述诸般病因致脾虚运化失常，水湿不化，痰浊内生，气机郁滞，久之瘀阻经络。脾虚为本，痰瘀为标，气滞是中间环节。治疗当以健脾胃以运滞，化痰祛湿化滞，行气活血消滞。

二、病案举隅

王某，女，50 岁。2010 年 12 月 18 日初诊。

主诉：胃脘痛 2 年，加重 1 月余。

现病史：胃脘阵痛，时胸骨后隐痛，无烧心反酸，纳可，便成形，2~3 日 1 次，眠安，面色晦暗，烦躁易怒，潮热汗出，绝经 2 年，口干口苦，舌暗红，苔白腻有齿痕，脉弦细。

辅助检查：2010 年 12 月 10 日胃镜示：Barrett 黏膜；慢性萎缩性胃炎伴糜烂；胃内多发息肉。

幽门螺杆菌（+）。

病理：幽门管黏膜炎症伴肠上皮化生。

诊断：中医诊断：胃脘痛（肝胃不和）。

西医诊断：慢性萎缩性胃炎伴糜烂；胃多发息肉；

　　Barrett 食管。

　　治法：健脾化湿，理气止痛。

　　处方：六君子汤合逍遥散化裁。

　　党参 25g，茯苓 25g，生白术 25g，陈皮 15g，姜半夏 15g，枳实 15g，厚朴 15g，当归 15g，柴胡 15g，炒白芍 25g，元胡 15g，莪术 15g，炙甘草 10g。

　　用法：每日 1 剂，水煎，早晚餐后分服。

　　二诊，用药 14 剂后胃脘痛大减，加理气活血药，木香 5g、没药 5g。

　　守方治疗 2 个月余，胃脘及胸骨后疼痛消失。

　　嗣后又因饮食不当，情志不遂而复发 2 次，以此方化裁用药 10 余剂后症状消失。

　　2011 年 11 月 6 日胃镜示：慢性浅表性萎缩性胃炎；食管黏膜病变及胃息肉均消失。

　　按语：该患通过微观胃镜检查发现 Barrett 黏膜，胃内多发息肉。宏观临床表现为胃脘及胸骨后隐痛，烦躁易怒，脾虚湿盛，肝胃不和。故拟六君子汤健脾化湿，逍遥散疏肝理气，芍药甘草汤配伍木香、没药、元胡、莪术理气活血、缓急止痛。现代药理学证实，莪术、没药等活血药物能够杀伤部分突变的异常化生细胞，并可改善胃黏膜病变局部微循环，并建立侧支循环，增加血流量，使局部缺血缺氧得到改善，促进局部炎症吸收及使息肉萎缩，促进黏膜再生，使其恢复正常功能。

三、临证备要

　　现代医学通过胃镜检查、组织活检不仅对胃息肉的性质、预后有所判断，并且可以根据胃镜下局部的表现进行中医微观辨证，从而精确地进行局部与整体相结合的辨证论治。胃息肉的发病机制尚未完全明确，有研究认为与黏膜炎症、肠胃反流、幽门螺杆菌感染以及遗传因素、生长环境、长期使用质子泵抑制剂等多因素共同作用有关。目前，一般认为腺瘤性息肉具有一定的恶变潜能，而非腺瘤性息肉（包括炎症性息肉、增生性息肉）的恶变率很低，甚至有学者认为与癌变不相关。现代医学以胃镜下手术治疗为主，是一种对症治疗，而不是针对病因的治疗，其复发率也较高。中医药治疗是多靶点的治疗，可以将现代医学研究的发病机制与中医学的病因病机相互参照，从而指导中医临床辨证，不但可以提高疗效，而且还可以减少复发。

脾胃为后天之本，气血生化之源。气血充盛则正气足，方可御邪于外，正所谓"正气存内，邪不可干"。现代研究认为，本病的发生与遗传因素有相关，有家族聚集、基因易感因素存在。有研究发现，脾虚证患者的基因易感性增加。补益脾胃可能通过改变基因分子水平的蛋白质和肽的表达，使得患者的病变部位细胞对于侵害因素反应发生变化，从而达到组织学的改变。脾胃居中焦，为气机升降之枢纽，气虚推动无力，则升清降浊失常。脾虚患者存在着消化管动力障碍，主要以胃动力下降为主，表现出排空异常、十二指肠反流等。研究证实，胃息肉患者更多合并贲门口松弛、胃窦条状黏膜充血及幽门口黏膜流入，提示与肠胃反流相关。许多实验及临床研究证实，健脾益气类中药、成方具有确切的促进胃排空，改善贲门下括约肌张力作用，能有效地减少胃食管反流和肠胃反流，从而减少胃息肉发生的炎症刺激因素。因此本病之治，据滞伤脾胃之机，拟以运滞、消滞、化滞为治疗大法。遣方用药之时，尤应注意调气以复中焦气机之衡。理气可化瘀行水，并不使气壅中焦，清气得升，浊气方降。切不可一味补气而中焦气塞，浊气不降，气机逆乱则病尤甚也。

脾虚则运化失健，水湿不化，聚成痰浊，气虚不行，气滞水停，痰湿郁阻，久病入络，气滞血瘀，痰瘀互结，积证内生。痰瘀既是病理产物，又是本病形成的直接因素，病变局部微循环障碍，导致细胞、组织的增生、凋亡异常，从而衍生为胃息肉。因此，通过祛湿化瘀来加速病理产物的代谢，减少病理产物的堆积，改善病变局部的血运，是针对胃息肉的直接病因治疗手段。"升降出入，无器不有"，运动是生命体的存在方式，一旦运动的规律发生变化，就会导致病变的发生。在本病的发病中，气机紊乱则是中间环节。脾虚不运，气不散精，气不化津，水湿内停；气虚不降，酸浊上逆；气滞水停，气滞血瘀，痰瘀互结；补气壅中，气滞中焦。因此，在运、消、化的基础上，理气也是必不可缺的治法。

第十节　溃疡性结肠炎

溃疡性结肠炎（UC）是临床较为常见的结肠慢性非特异性炎症疾病之一，病理改变主要为溃疡、糜烂，通常累及人体直肠黏膜、乙状结肠及黏膜下层部分。主要临床表现为腹泻、黏液脓血便、腹痛、里急后重等肠道症状，目前尚没有方法能够治愈UC，而UC反复发作、难以长期有效缓解，严重影响了患者的健康状态和寿命，并造成了巨大的社会消耗。

UC临床表现以"腹泻、黏液脓血便、腹痛"诸症为主，而古代医家对此病早有认识。对于本病的里急后重、黏液脓血便症状，历代医家命名不同，如"肠澼""大瘕泄""下利""滞下""休息痢"等。早在《内经》中即有描述，《素问·太阴阳明论》谓："饮食不节，起居不时者，阴受之……阴受之则入五脏……入五脏则䐜满闭塞，下为飧泄，久为肠澼。"《素问·至真要大论》谓："少阴之胜……腹满痛，溏泄，传为赤沃。"《难经·五十七难》谓："大瘕泄者，里急后重，数至圊而不能便，茎中痛。"仲景于《金匮要略》中则有"呕吐哕下利病脉证治"一篇；《诸病源候论·痢病诸候》中有"休息痢"一论；孙思邈在《千金要方·脾脏下》中又有"滞下"一说。根据 UC 患者的主要症状不同，又可将本病归属于中医学"腹痛""便血""泄泻"等病证范畴。

一、病因病机

中医学认为，UC 的病因是禀赋不足，饮食所伤，外邪侵袭，情志失调，导致脏腑功能受损，造成局部湿热蕴结，气血不畅，滞伤肠络，从而发病。

1. 禀赋不足

由于先天不足，禀赋虚弱，或素体脾胃虚弱，不能受纳运化饮食物，滞伤而致本病。中医学认为，肾乃先天之本，秉承了父母的先天之精气，是生命活动的本原，又是人体脏腑活动强弱、生长发育成形的原动力。肾中精气也由后天之精所充养，"脾为后天之本"，脾的生理功能正常，可充养先天之本，弥补先天不足之处，如若后天失养，则不仅先天不足不能得到弥补，更会使先天之本失于充养，易于发病。

2. 感受外邪

外感六淫之邪是人体发病的重要原因之一，对于本病而言，湿邪是最主要的外感之邪，湿邪易滞困脾土，湿邪又往往兼夹寒、热、暑邪成寒湿、湿热、暑湿之邪侵袭，既可侵袭皮毛肺卫，从表入里，导致脏腑失调，脾胃升降失司，运化失常，清浊不分，气血壅滞而发作本病。如《杂病源流犀烛·泄泻源流》谓："是泄虽有风、寒、热、虚之不同，要未有不原于湿者也。"误食不洁之物，使脾胃受伤，脾运失职，升降失调，清浊不分，即发本病。

3. 饮食所伤

恣食肥甘辛辣酒炙之品，脾之运化不及，湿浊内生，郁久化热，湿热之邪蕴蒸，气血瘀滞化为脓血，滞伤肠络而发病；或过食瓜果寒凉，损伤脾胃，中阳受损，脾虚不运，寒湿内停，"寒性凝滞"，肠腑气血津液凝泣，化为脓血白冻，滞伤肠络，即见此病。

4. 情志失调

肝喜条达，郁怒伤肝，肝气不舒，横逆犯脾，饮食难化，气滞血涩，日久胶结，渐成下痢赤白粘冻；思虑伤脾，运化失职，水谷失于运化，停积滞中，气行不畅，血运不通，与稽留之水谷互相胶固，即作此病。正如《景岳全书·泄泻》谓："凡遇怒气便作泄泻者，必先以怒时夹食，致伤脾胃。"

中医学认为，UC 病位在肠，与脾、肾、肝密切相关。先天不足，脾肾亏损是内因，饮食所伤、外邪侵袭、情志失调是外因，二者相合，湿热蕴结、气血壅滞、滞伤肠络是病理核心。

二、病案举隅

刘某，女，32 岁。2015 年 3 月 13 日初诊。

主诉：腹痛，伴黏液血便反复发作 1 年，加重 1 个月。

现病史：1 年前无明显诱因出现腹痛便溏，逐渐加重，白天 8~10 次，夜间 3~6 次，量少，夹黏液及少量血液，便前及便时下腹痛，腹部畏寒喜热，纳少，饥时胃痛，喜侧卧，平卧则腹痛，烧心反酸，口干喜温饮，失眠难寐，神疲乏力，心烦易怒，尿少色黄，足底畏寒，月经 5~7 天/30 天，量少，有血块，末次月经 3 月 11 日，舌淡紫苔薄，舌尖红，脉沉细。

既往史：痔疮 10 余年。

辅助检查：2014 年 12 月 10 日肠镜示：乙状结肠、直肠可见散在糜烂与浅溃疡，周围黏膜充血、水肿，直肠多发，直径0.3~0.5cm，并见较多黄白色脓性分泌物。

病理：符合溃疡性结肠炎改变（活动期）。

诊断：中医诊断：泄泻（脾肾阳虚）。

西医诊断：溃疡性结肠炎（直肠、乙状结肠）（活动期，中度）。

治法：温补脾肾，涩肠止泻。

方药：真人养脏汤合痛泻要方化裁。

党参 25g，茯苓 25g，炒白术 15g，陈皮 15g，防风 20g，炒白芍 25g，木香 10g，诃子 15g，肉豆蔻 10g，炒薏米 50g，浙贝 10g，仙鹤草 25g，炮附子 10g（先煎），车前子 25g，炙甘草 10g。

用法：14 剂，日 1 剂，水煎，日 3 次，餐后温服。

三七粉 2 次/日，2g/次，口服。

龙血竭 2 次/日，2g/次，口服。

另取中药汤 100mL 调锡类散，睡前保留灌肠。

医嘱：避风寒，畅情志，忌辛辣油腻。

二诊：药后诸症减轻，腹痛、便次减少，白天 3~5 次，夜间惟凌晨 5 点左右 1 次，黏液血便减少，仍便溏，腹部畏寒，脚凉明显。

上方加炮姜 10g，姜半夏 15g，炒苍术 15g，砂仁 10g，炒山药 25g。

三诊：上方又服 14 剂后，腹痛、黏液血便消失，腹凉足凉消失，软便，2~3 次/日。

效不更方，随症加减，连续服药 4 个多月。

2015 年 8 月 10 日肠镜示：乙状结肠、直肠黏膜散在充血、发红，可见散在糜烂，未见浅溃疡及脓性渗出物。

诊断：溃疡性结肠炎（缓解期）。

病理：慢性炎症改变。

按语：该患脾肾阳虚，腹痛腹泻较甚，急则治其标，故以真人养脏汤涩肠止泻，合痛泻要方健脾和肝止痛。夜间腹泻，阳虚已甚，故以附子甘草汤温补脾肾，封土伏火。正如郑钦安言："附子甘草汤一方，乃先后并补之妙剂也。"叶天士云，"通阳不在温，而在利小便"，故加车前子分利水道，急开支河。仙鹤草药性平和，有收敛止血、止痢之功，兼能补虚，治疗劳伤脱力，故对于血痢及久病泻痢尤为适宜。木香属理气行气之品，乃宗河间之"行血则便脓自愈，调气则后重自除"之旨。三七活血不破血、止血不留瘀，能促进肠黏膜血供，改善其新陈代谢，消除黏膜充血水肿，亦可抗炎，缩短出凝血时间。龙血竭具有活血化瘀、消肿止痛、止血补血、敛疮生肌的药理功效，止血不留瘀，被称为"活血之圣药"，对多种细菌、真菌有抑制作用，其中的酚类物质具有抗脂质过氧化的功能，促进角质形成细胞的游走作用从而修复创面，可促进溃疡愈合。

三、临证备要

中医外治法是以整体观念和辨证论治为出发点，将药物直接施于病变局部，达到祛除病邪，扶助正气，调整机体平衡的作用。锡类散源于《金匮翼》，有消炎消肿，敛疮生肌之功。其中青黛可凉血解毒、杀菌消炎，研究证实对炭疽杆菌、志贺痢疾杆菌等多种病原微生物均有抑制作用；人工牛黄可清热解毒、化痰定志，研究证实能显著提高巨噬细胞的吞噬活性，抑制毛细血管通透性增加、多形核细胞游走及肉芽组织增生从而起到抗炎作用，并对肠平滑肌痉挛有明显的拮抗作用；冰片有消肿止痛，防腐生肌之效，研究证实对多种细菌有明显抗菌作用，具有拮抗前列腺素 E 和抑制炎性介质释放的作用；珍珠可解毒生肌，研究证实有降低脂褐素水平及清除自由基的作用，并有抑制肠管及抗肿瘤的作用；象牙屑可清热解毒生肌，《医学入门》谓之"生为末，主诸疮痔瘘，生肌填口最速"，《本草经疏》谓之"治恶疮，拔毒，长肉，生肌，去漏管"，并以汤药调用，直接作用于病变黏膜，能收敛生肌、祛腐生新，促进黏膜溃疡的愈合。《素问·异法方宜论》云："圣人杂合以治，各得其所宜。"该患内外兼治，整体与局部相结合，数法同调，结肠溃疡得愈。

第十一节　术后肠粘连腹痛

　　手术后肠粘连是腹、盆腔手术后常见的并发症之一。约90%的腹腔术后患者患有肠粘连，并有60%~70%的患者会因此出现肠梗阻情况。大部分术后肠粘连患者会出现慢性腹痛症状，部分患者则会因疼痛的剧烈和（或）难愈而影响日常工作及生活，进而出现精神、心理异常情况。术后肠粘连至今仍是外科或妇科临床上急需解决的难题之一。

　　本病由手术创伤引发，每因饮食不节、劳倦过度、寒邪凝滞、湿热内阻等因素诱发，"瘀血滞伤肠络"为病变基础，"脏腑失调，气机不畅，肠络受损"是主要病机。根据肠粘连腹痛的临床特点，中医学将其归于"腹痛"范畴，并认为"腹出乎中，痛因非一，须知其无形及有形之患，所谓有形为患者，如蓄血食滞"。"瘀血"作为术后腹痛的病理产物，因其证候多变、演变各异，故病机虽不能一言概之，但其发病总离不开一个"滞"字，"因虚而滞，因滞而病"。

一、病因病机

　　瘀血停积，脉络不通，气机阻滞，不通则痛；脉络痹阻，血行不畅，脏腑失养，或久病体虚，气血不充，不荣则痛。当以"脏腑气机不利，脏腑失养，经脉气血阻滞，不通则痛"为基本病机。病程中病机变化复杂，往往互为因果，互相转化，互相兼夹，故以"虚实寒热"为辨证纲领。如寒痛缠绵发作，可以郁而化热，热痛日久不愈，可以转化为寒，形成寒热错杂之证；实痛治不及时，或治法不当，日久饮食少进，化源不足，则实证可转化为虚证，形成虚实夹杂之证。

临床应根据不同证候，分辨寒热的轻重，虚实的多少，气血的深浅，以"通"为治则。实则攻之，虚则补之，热者寒之，寒者热之，滞者通之，随病机兼夹变化，或寒热并用，或攻补兼施，灵活遣方用药。如《古今医鉴》所言："是寒则温之，是热则清之，是痰则化之，是血则散之……临证不可惑也。"又如《血证论》中言："血家腹痛，多是瘀血，另详瘀血门。然有气痛者，以失血之人，气先不和。"

二、病案举隅

李某，女，43 岁。2006 年 6 月 1 日初诊。

主诉：脐下腹部隐痛反复发作 8 年，加重 2 年。

现病史：1998 年行右侧卵巢囊肿切除手术，继发脐下腹痛反复发作至今。时绞痛欲便，便出痛减，排便不规律，便干，2~3天 1 次，排出不畅，稀则便后肛门下坠，有便不净感，纳可，偶烧心反酸，畏寒，月经 4 天/23 天，末次月经 5 月 28 日，色黑，有血块，每于排卵期至经行第一天遗尿，经行第一天尤甚，并"运动尿失禁"，白带色黄，有异味，每于生气上火出现盆腔炎、附件炎，舌淡胖苔白，脉细。

既往史：1981 年行阑尾炎手术。1998 年行右侧卵巢囊肿切除手术，继发脐下腹痛，诊为术后肠粘连。2000 年肠梗阻发作一次。2004 年发现子宫肌瘤。

诊断：中医诊断：腹痛（气虚血瘀）。

西医诊断：肠粘连腹痛。

治法：益气活血，化滞止痛。

处方：桃核承气汤合补中益气汤化裁。

炙黄芪50g，生白术15g，党参25g，陈皮20g，升麻5g，柴胡10g，当归20g，茯苓25g，木香5g，槟榔15g，桃仁15g，桂枝15g，酒军5g，炒薏米50g，炙甘草10g。

用法：14剂，水煎，早晚餐后温服；另以布包药渣每晚热敷脐腹部。

二诊：脐下腹部绞痛消失，仍隐痛，便成形，每日清晨1次，有便不净感，"运动尿失禁"略减。上方加乌药10g、桑螵蛸5g、炙黄芪75g、升麻7.5g。

三诊：腹痛缓解，加蒲黄10g、五灵脂15g。

四诊：脐下腹部隐痛消失。效不更方，守方巩固1个月。

随诊1年，腹痛未复发。

按语：该患多次手术，伤及元气，气虚不荣则痛。术后必瘀，瘀阻不通则痛。虚实夹杂，故首诊拟以桃核承气汤合补中益气汤扶正祛邪。二诊加四磨汤理气行滞止痛；三诊加失笑散活血化瘀止痛。同时增加黄芪药量，增强益气活血之功，巩固疗效。

此外，运用敷脐疗法，外敷中药，通过神阙穴使药物直达病所，内外兼治，效如桴鼓。

三、临证备要

现代医学研究认为，术后慢性腹痛及胃肠功能紊乱的发生与多种因素相关，其中包括肠粘连、肠壁血运循环障碍、肠道菌群紊乱、炎症反应、神经-内分泌-免疫等。中医药治疗则起到多靶点的作用。研究发现，健脾益气和疏肝理气药物均能促进肠管蠕动，改善局部腹腔、肠管的血运，加速炎症消散，改善肠道营养状态和屏障功能，活血化瘀药物具有抗凝、促纤溶、加快腹腔纤维蛋白的清除、抑制纤维结缔组织增生、促进异常增生的纤维组织软化吸收、增加肠血容量、提高组织供氧等作用，并且活血化瘀药物能够对抗乙酰胆碱而解除胃肠肌痉挛所致疼痛。脾虚湿盛，湿为阴邪，其性黏滞，易阻气机而致脉络阻滞而加重血瘀，故用大剂健脾化湿之品，如薏苡仁、茯苓等。该例术后元气大伤，加之久病，脾肾阳虚，以桂枝等温经通络之品，可散寒化瘀，驱散阴寒凝滞之邪，使经脉疏通，血活瘀化，乃取"寒者热之""血得温则行"之义。此例大法在于补气升清为先，当不遗降浊。脏腑气机之核心，在于升降二字，清气升，浊气降，气机方立，气行乃畅。

第十二节　直肠前突

直肠前突（RC）是指直肠前壁成囊带状突向前方，并且囊带深度大于 0.6cm 者，又称直肠前壁膨出。以便秘、排便困难及肛门下坠感为主要临床表现，其便秘的特点为大便干结，或大便虽软而不易排出，排便时间延长，便条变细，便次增多但量少。本病多发于中老年女性，男性偶有发生。现代医学认为，老年人全身组织松弛，多产妇或排便习惯不良而使会阴部松弛时则直肠阴道隔松弛；直肠前壁易向前突出，此时排便时直肠内压力朝向阴道方向，而不向肛门，粪块积存于前突内而造成梗阻，引起排便困难。据直肠前壁膨出程度，将其分为轻中重三度，其大于3.0cm 为重度，小于 1.5m 为轻度。临床上尚无可治愈的特异性药物，外科手术治疗因种种复杂因素，效果也不理想。

直肠前突以"排便困难"为主要临床表现，在中医学中，属便秘之范畴，便秘亦称为"脾约""大便燥结"等。古代医家对便秘的产生原因有诸多论述，认为引起便秘的原因很多，其中便秘与肾、脾、胃、大肠、肺、气血津液、寒热虚实等均有关。

一、病因病机

患者素体虚弱，身体羸瘦，脾胃气虚，中气下陷，升举无力，或因老年女性体衰气虚，气虚不摄，长期排便用力过度，损伤中气，中气下陷，不能升举，因滞而虚，导致直肠阴道隔松弛，固摄无权，用力排便使直肠前壁乘虚而突入阴，则发生排便困难等出口梗阻型便秘。

二、病案举隅

李某，女，53岁。2009年3月11日初诊。

主诉：便秘3年，伴便后不净感，加重月余。

现病史：3年前服用减肥药物，停药后便秘至今，大便不干但排出困难，黏滞不爽，便条变细，肛门下坠感，每日晨1次，脘腹胀满，纳差，面色少华，头昏沉重，倦怠乏力，舌淡红边有齿痕，苔薄白，脉沉滑无力。

直肠排便造影示：直肠前突3.0cm。

诊断：中医诊断：湿秘（脾虚气滞，痰湿内阻）。

西医诊断：直肠前突。

治法：健脾益气升清，行气化湿降浊。

处方：补中益气汤合四磨汤化裁。

黄芪 50g，党参 25g，生白术 25g，茯苓 25g，当归 15g，升麻 5g，柴胡 10g，陈皮 15g，枳壳 15g，厚朴 15g，木香 5g，槟榔 15g，瓜蒌 25g，莱菔子 50g，乌药 15g，炙甘草 10g。

用法：常规水煎，早晚各 150mL 温服。

二诊：服上方 14 剂后，纳增，大便渐通畅，便前腹不适，肠鸣急迫欲便，便后肛门下坠感，舌淡红，苔白腻，脉弦细。上方黄芪加量至 75g，升麻加至 10g，继服 14 剂。

三诊：服上方 14 剂后，每日清晨如厕可通畅排便，便前腹不适、肠鸣消失。惟感便后不尽，肛门下坠。效不更方，继服 14 剂。

四诊：诸症悉除，为巩固疗效，继用 2 个月。

复查排便造影：直肠前突深度 0.45cm。

按语：该患久居沿海湿地，湿邪外受，内蕴肠道。《素问·至真要大论》曰："湿淫所胜……大便难。"既往体质肥胖，肥人多痰湿，内生痰湿阻滞肠道之气机，久病情绪不畅则气结而湿停。石寿南在《医原》中说："思虑过度则气结，气结则枢转不灵而成内湿。"上述病因致使痰湿之邪滞碍大肠气机对粪便之传导。湿性黏滞重浊，故而大便黏滞不爽，排出困难，肛门重坠。湿邪困脾，必伤中气，患者久服减肥泻下之剂，更致脾胃气虚，推动无力，加之临厕久蹲努责，耗伤中气，而气逾虚则气逾滞。湿停气滞兼杂气虚，互为因果，恶性循环，缠绵难愈。

虽名湿秘，非湿致秘，乃湿邪滞气，气之不行，推动无力所致，本病是从病机命病名。正如《景岳全书》中说："湿岂能秘，但湿之不化，由气之不行耳，气之不行，即虚秘也。"湿邪致秘，古已有之。《济生方·大便门》曰："夫五秘者，风秘、气秘、湿秘、寒秘、热秘是也。"《古今医统大全》曰："湿秘者,湿热蕴结,津液不行而秘涩也。"气为生命原动力,气行则湿化,气滞则湿停,气化不利则湿阻气滞,正如陆子贤所谓："湿病气机必滞。"六腑以通为用,大肠传导全赖气之升降,气行则便通,故化湿必先畅达气机。再者,脾运则湿化,健脾更有助于化湿。《内经》云"谨守病机,各司其属。"中医辨证论治的核心是抓病机,认主证。针对病机确定治疗法则。见湿化湿是病因治疗,见秘治秘是对症治疗,化湿浊、调气机是病机治疗。见湿不治湿,理气健脾湿自化;见秘不治秘,脾健气行便自通。

方中黄芪补气利湿、升举阳气,可用至100g。党参健脾益气,正如《本草正义》所说："党参健脾运而不燥,滋胃阴而不湿……鼓舞清阳,振动中气。"枳壳利气通塞,《本草纲目》云："枳壳利肠胃……大肠秘塞、里急后重,又以枳壳为通用。"现代多用于脏器下垂之证,以增强益气升提之作用。厚朴化湿下气宽肠,湿在大肠可引而导之,病重者少佐大黄仿承气汤以承顺胃气。莱菔子顺气化滞,替代大黄久服且无伤正之弊。《医学衷中参西录》中说："能顺气开郁,消胀除满,此乃化气之神品,非破气之品。"瓜蒌入大肠,利气散结开痹,故《本草纲目》云,"利大肠"也。四磨汤中乌药快气宣通,疏散凝滞。沉香昂贵,故以木香代之。槟榔下气破滞,缓泻以通便,《济生方》中一味槟榔散,"治肠胃有湿,大便秘涩"。升麻升清,佐参、芪以升清阳而降浊阴,用量不宜过大,以防升提太过。湿秘之湿,非化湿药所宜,因其辛温香燥,耗气伤阴,对便秘者不可多用。方中仅用一味治疗湿阻的要药厚朴,既可化湿浊、行无形之滞气,又可清除肠胃中有形之粪便积滞。现代药理研究显示,诸药均有调节

胃肠运动，加强肠管收缩的作用。总之，上方配伍，补中有泻，
泻中有补，补泻相得；升中有降，降中有升，升降相济，诸症
悉除。

第十三节 肝脓肿

　　肝脓肿是肝脏实质组织的化脓性病变，多有细菌、真菌以及
阿米巴原虫感染所导致，是一种严重的感染性疾病，有较高的病
死率。临床表现多见肝区疼痛、可随体位变化或深呼吸而明显加
重，寒战、高热，以及消化管症状。查体可见肝脏肿大，右上腹
压痛，严重者可有腹膜炎体征。实验室检查炎性指标异常升高，
白细胞计数可达 $20 \sim 30 \times 10^9$/L。CT、超声是诊断的主要手段，CT
可见类圆形低密度影，其界限清楚，内部密度不均并可见气泡，
增强扫描低密度影内部无变化，边界可见密度不规则的强化，称
为"环月征"或"日晕征"。西医内科治疗主要是抗生素的应用，
针对药敏结果选择敏感抗生素，视病情可应用穿刺引流注药等治
疗方法，如果具备手术指征则应用手术治疗。近年来，随着中医
药事业的蓬勃发展，越来越多的临床医师开始应用中西医结合的
方法治疗肝脓肿，与以前的单纯西医治疗相比，更加有效，治愈
率更高。

　　中医学将肝脓肿称为"肝痈""肝痈疡"，是湿热瘀毒结聚肝
脏，气血不通，腐败为脓而成的一种肝病。《灵枢·五邪》云，
"邪在肝，则两胁中痛"，即言胁下疼痛则病邪在肝。《素问·大
奇论》曰，"肝雍，两胠满，卧则惊，不得小便"，为肝痈始名
之论。

一、病因病机

《外科大成》谓:"肝痈之发,必先期门穴隐痛不已,令人两胁满,卧则惊,不得小便,由愤郁气逆所致。"《医宗金鉴》云:"肝痈愤郁气逆成,期门穴肿更兼痛,卧惊胁满溺不利,清肝滋肾即成功。"其对肝痈的症状、病因病机以及治法已有阐述。清代外科名医马培之则总结肝痈之病因病机为"嗜酒之人每多此患,酒入于胃则肝横胆浮,肝即横则气血不能顺行,胃中痰浊亦旁流于胁。痰气血交混,结而为痈。又有闪气之人,亦生此患。闪则气滞,而血亦滞,久而不愈,亦发痈疡。小儿亦见有之。小儿之生,乃因痰热入于肝络,先咳嗽而后胁肋肿胀"。肝乃将军之官,喜条达而恶抑郁,但凡病邪所致,肝气郁滞,气滞血瘀,瘀而化热,热盛则肉腐血败而化为脓。因此,肝痈之成,非仅嗜酒太过,闪挫跌伤而致。凡湿热为患,气滞痰浊血瘀互结于肝脏者,亦有变生肝痈之虑。治法多以清热祛湿,活血化瘀,凉血解毒,理气止痛等为要。

二、病例举隅

陈某,女,73岁。2013年12月28日初诊。

主诉:右上腹胀痛伴发热一月余。

现病史:右上腹胀痛,按之尤甚,自觉身热恶热,但体温正常,倦怠乏力,头摇手颤,纳少,排便不畅,尿黄,口干口苦,舌淡红,苔薄黄,脉弦细。

既往史:一月余前,旅游返家后出现发热,右上腹胀痛,症状逐渐加重,发热恶寒,体温39℃,伴乏力,纳差,便干,无黄染，就诊于某院。彩超：肝右叶多发低密度灶，胆总管增宽。胸片：右肺尖片状阴影。血常规：白细胞 $18.50 \times 10^9/L$，中性 81.7%。CT：右下肺炎，肝右叶胆管细胞癌待查，肝脓肿待查。住院予抗炎、保肝等治疗，治疗效果不佳。12 月 18 日复查 CT：肝脓肿。穿刺培养：脓液未见细菌生长。出院诊断：肝占位性病变（肝脓肿合并肝癌待查），慢性胆囊炎，胆囊结石，肝囊肿，右肾占位（囊肿伴出血），慢性乙肝，高血压病 3 级，子宫肌瘤切除术后。

诊断：中医诊断：肝痈。

西医诊断：肝脓肿。

治法：疏肝理气，滋阴清热。

方药：大柴胡汤合一贯煎化裁。

柴胡 15g，枳实 20g，杏仁 15g，炒白芍 20g，酒军 5g，厚朴 15g，元胡 15g，川楝子 15g，香附 15g，乌药 10g，木香 5g，焦栀子 10g，泽泻 15g，当归 15g，生地 25g，沙参 10g，麦冬 15g，枸杞 15g。

二诊：服药 7 剂后即右上腹胀痛明显减轻，身燥热渐退，口干口苦渐消，诸症好转。

三诊：再服 14 剂后，右上腹痛缓解，余症均消，舌淡红，苔薄白，脉弦细。

效不更方，巩固治疗 1 个月。

2014 年 2 月 10 日复查 CT：肝左叶包膜下细点状致密影，考虑肝内胆管结石或钙化灶；肝脏内两个低密影，囊肿待查，请结合相关检查；肝内胆管轻度扩张，请结合相关检查。胆囊炎，胆囊结石。

按语：此为湿热蕴结于肝，肝气不通，气滞血瘀，热盛肉腐成痈之病。该例患者并非常见之瘀热炽盛，肉腐血败为患。此为湿热为标，阴虚为本。该患为古稀老妇，所谓"年过四十，阴气自半"，况古稀之人，更阴虚血亏之体，并罹肝炎之病，则肝阴亏虚益加。于隆冬走游湿热之地，感受湿热之邪，阴伤而热盛，邪走虚处，湿热郁积肝脏而为标。总览诸症，归为胁痛，身热，便难，颤摇。胁痛是因肝阴亏虚，湿热蕴结所致；身热而恶热，为阳明外证；便难，非便秘之燥，为湿热之便黏不爽；颤摇，为阴虚风动之象；舌淡红，苔薄黄者湿热不甚；脉弦为肝，细则阴虚。《素问·刺热》谓："肝热病者，小便先黄……胁满痛。"《伤寒论》云："阳明病，外证云何……身热，汗自出，不恶寒，反恶热也。"故此为邪自少阳入阳明，少阳阳明合病，《金匮要略·腹满寒疝宿食病脉证治》曰："按之心下满痛者，此为实也，当下之，宜大柴胡汤。"该方系大柴胡汤化裁重用柴胡为君；少用大黄配以枳实、厚朴以泻阳明热结，并有行气消痞之功，亦为臣，以酒军则更具活血之力；白芍缓急止痛，柔肝敛阴；金铃子散、青囊丸皆增理气化湿止痛之功；木香行气止痛，温中和胃，《本草经集注》谓其"疗毒肿，消恶气"；配栀子清热，共助君药清肝经湿热之功；泽泻渗湿泻热，《本经》谓其"养五脏，益气力"；当归养血，义"治风先治血，血行风自灭"；配以生地、沙参、麦冬、枸杞以滋阴养肝。全方既有治标之理气化湿、清热泻火，又具治本之滋阴养肝、养血活血。故能药到病除。

肝痈之病多因肝胆不和，肝郁化火；酒食高粱，湿热积滞，壅结于肝；亦有因闪挫外伤而致瘀血阻络而为病。初起多右侧胁肋隐痛，病进痛甚不能转侧，常有恶寒发热之症；如因痰火为患多病势缓，脉弦滑，外证不显；瘀血阻络则痛剧而固定不移，脉弦涩，寒热亦不显；病深者肝脏瘀血，湿热积聚，则肝脏逐渐肿大，腹满挛急；再迁延失治，如痈肿溃破则危及生命。但治之要，当以痛、热二者为主症。痛者有二："不荣则痛，不通则痛"，气滞瘀热内结，此不通则痛，当通之，以大柴胡汤为主；阴虚不足濡润，此不荣则痛，以沙参麦冬汤加减。热者有二：阳盛则热，阴虚则热。热盛伤阴，故清热之时，协以滋阴更助清热。

第十四节　胰腺囊肿

胰腺是人体重要的消化腺，能够分泌胰液消化人体必需的营养物质。胰腺囊肿即指在有完整包膜的占位性病变内部为液态物积聚的病变。临床上一般分为真性囊肿、假性囊肿和囊性肿瘤，其中假性囊肿最为多见，囊性肿瘤则预后较差。由于囊肿压迫、囊腔内和（或）胰管高压，患者可出现腹痛、消化系统症状、腹部包块等临床表现，胰腺实质病变，并可出现胰腺内外分泌功能不全的临床表现。对于胰腺假性囊肿不能自行吸收缩小的，西医主要是采取穿刺或手术治疗，胰腺囊性肿瘤多数属于恶性病变，内外科治疗均无有效方法。近年来，中医药手段越来越多地参与急性胰腺炎、胰腺癌的治疗，事实证明，在急性胰腺炎发作期，采取中药治疗可以有效减少胰腺周围渗出，降低假性囊肿形成风险。

中医学对胰腺的认识较早。《难经·四十二难》即云，"脾重二斤三两，扁广三寸，长五寸，有散膏半斤"，与现代解剖学相印证，对脾的形态描述大致相符，"散膏"则与胰腺形态相近。胰腺是体内的主要消化和内分泌腺体，胰腺的外分泌功能主要是分泌胰液，经十二指肠乳头处进入小肠，胰液具有消化食物的功能，胰液中含有胰淀粉酶、胰脂肪酶、胰蛋白酶，能够消化人体必需的三大营养物质（蛋白质、碳水化合物、脂肪）。胰腺的内分泌功能则主要体现在分泌胰岛素和胰高血糖素，胰岛素能够降低血糖，并且参与蛋白质、糖原和脂肪的合成，胰高血糖素则有相反所用，能够促进脂肪和肝糖原的分解，提高血糖。《素问·经脉别论》云，"饮入于胃，游溢精气，上输于脾，脾气散精，上归于肺"，即指脾有消化吸收水谷精微，将之营养周身的作用。胰腺具有消化吸收饮食物的功能，可以看成中医脾之运化水谷精微的功能；胰腺还具有合成代谢营养素的作用，可以看成中医脾之转输精微的功能。所以，从这一方面来看，脾之运化功能的体现就是胰腺的生理功能。胰腺内分泌功能即是脾之转输精微功能的体现。《医林改错》言："脾中间有一管，体相玲珑，易于出水，故名珑管。"胰腺中空，将分泌的胰液流入小肠起到消化作用，胰腺本身未与饮食物直接接触，此似腑非腑。胰腺还具有类似五脏藏精气之作用，此似脏非脏，从这一方面来看，胰腺又近似胆之属六腑、奇恒之腑特征。

一、病因病机

中医辨证认为，胰腺炎、胰腺癌等疾病多责之腑实内结，辨治以通腑为主，期使"通则不痛"。胰腺之病起，多以饮食不节而致。脾胃纳化饮食水谷，化生精微而濡脏腑百骸。如饮食不节，暴饮暴食，饮酒无度，食积胃肠，运化不及，滞胃碍脾，脾不化湿，痰浊内停，气机郁滞，气滞血瘀，不通则痛，痰瘀互结，久成积聚。临床表现以脘腹胀痛、嗳腐吐酸、恶心厌食为主症，病久正虚邪积，耗伤气阴，则消瘦日甚，滞阻胆道，则身目俱黄。

二、病案举隅

王某，男，52岁。2014年10月28日初诊。

主诉：脘腹胀痛反复发作1年余，加重1个多月。

现病史：家属代述，1年前因饮酒过量，出现胃胀腹满、隐痛，伴烧心反酸、嗳气，便溏反复发作。

2014年9月9日因"反复腹胀1年余"于某院检查腹部CT：胰尾部囊性肿块，考虑黏液性肿瘤，恶性可能性大，脾动脉及胃壁浆膜受累；胸腔、腹腔、盆腔积液。胸腔穿刺结果回报：血性胸水，比重1.034，未见肿瘤细胞。请肿瘤科会诊：胰腺癌胸腔转移可能性大。理化检查：PET-CT：胰腺尾部囊性灶，囊壁呈FDG（脱氧葡萄糖）高代谢，首先考虑恶性；其内侧多枚淋巴结影，未见FDG代谢增高，直肠左侧软组织影，FDG代谢增高；左肺下叶小结节影，左肺下叶条形稍高密度影，未见FDG代谢增高；右侧胸腔大量积液，肺气肿征象，多发肺大疱；少量腹水，盆腔积液。HGB 86g/L，CA125 202U/mL（正常值<35U/mL），ALB 32.9g/L，血沉4mm/h。腹腔镜：胰腺体尾囊腺癌，腹腔转移，胸腔转移不除外。现不具手术指证，建议外院内镜超声引导下穿刺活检明确诊断。

2014年9月25日出院诊断：胰尾囊性占位性病变，可疑恶性；支气管炎、肺气肿、多发肺大疱、右肺下叶肺不张；慢性萎缩性胃炎、胃食管反流病、Barrett 黏膜；慢性结肠炎。

2014 年 10 月 8 日又因"上腹部疼痛伴腹泻、消瘦 1 年余，血便、呕紫黑色胃内容物 2 小时"于某院住院。出院诊断：上消化管出血，门脉高压性胃肠病；胰腺囊性黏液癌。

家属代述，目前患者仍上腹部胀痛，消瘦乏力，卧床不起，心悸气短，咳嗽，咯白黏痰，头晕自汗，左眼视物不清，纳少，便溏，1~2 次/日，无黑色便。

既往史：长期吸烟饮酒史。

诊断：中医诊断：胃痛（癥积）。

西医诊断：胰腺体尾囊腺癌，腹腔转移，胸腔转移不除外。

治法：健脾和胃，理气化饮。

方药：自拟和中化饮汤。

白参 10g，茯苓 50g，炒白芍 15g，炒白术 15g，姜半夏 15g，厚朴 15g，枳实 15g，木香 10g，莪术 15g，五灵脂 15g，生炒蒲黄各 10g，没药 5g，海螵蛸 50g，大贝 10g，炙桑皮 15g，大腹皮 15g，神曲 25g，内金 25g，仙鹤草 25g，炙甘草 10g。

用法：14 剂，水煎服，早晚餐后各一次。

西洋参粉 30g，虫草粉 5g，三七粉 15g，分 28 份，随汤药口服。

二诊：家属代诉，上方间断服用 30 剂（2 天一剂），患者症状明显好转，已能下地走动。因经济困难去掉冬虫夏草，效不更方，继服 14 剂。

三诊：上方间断服药 40 剂，患者已能来诊，脘腹胀痛渐消，嗳气反酸减少，纳增，便已成形。仍乏力嗜睡，心悸气短，头晕自汗，手足凉，双手第一指关节肿痛，腰腿酸沉，听力下降，左眼视物不清，舌暗红，苔薄白腻，脉弦滑。

2015年1月30日复查CT：胰尾病变消失，考虑胰腺炎假性囊肿吸收；脾脏前缘梗死，脾脏体积缩小；肝大；胃壁局部增厚，胃周多发淋巴结。

上方加三棱10g，继服14剂。西洋参粉、三七粉同前。

随访至今，患者健在，尚能下田劳动。

按语：《灵枢·百病始生》云："若内伤于忧怒，则气上逆，气上逆则六输不通，温气不行，凝血蕴裹而不散，津液涩渗，著而不去，而积皆成矣。"《难经·五十六难》载："肝之积名曰肥气，在左胁下，如覆杯，有头足""脾之积名曰痞气，在胃脘，覆大如盘"。这些与此患者胰腺肿物之描述相似。该患者长期吸烟饮酒，损伤脾胃，脾虚不运则纳少便溏；湿痰内生则咳有白黏痰；胃气不能顺降，上逆而烧心反酸、嗳气；气虚夹滞，气阴两伤。气为水帅，气滞水停，久成癥积。

此本虚标实之证，脾胃虚弱为本，气滞水饮为标，当标本兼治。故自拟和中化饮汤，以四君子汤、苓芍术甘汤、枳术汤合方为主治其虚。《伤寒绪论》言："气虚者，补之以甘，参、术、苓、草，甘温益胃，有健运之功，具冲和之德，故为君子。"《伤寒论》28条："服桂枝汤，或下之，仍头项强痛，翕翕发热，无汗，心下满微痛，小便不利者，桂枝去桂加茯苓白术汤主之。"此即苓芍术甘汤，乃治疗气阴两虚的水气互结证。《金匮要略·水气病脉证并治》："心下坚，大如盘，边如旋盘，水饮所作，枳术汤主之。"枳术汤乃健脾行气利水之剂。配伍厚朴、木香理气化湿除满，姜半夏燥湿化痰。久病必瘀，故以莪术、五灵脂、蒲黄、没药活血化瘀。酒客多湿热，海螵蛸、大贝清热开郁，大贝化痰散结而"疗腹中结实"。肺为水之上源，脾为化湿之脏，以桑白皮归肺，大腹皮归脾，行气利水。神曲、内金消滞化积。全方健脾和胃，理气化饮，活血化癥。

第十五节　功能性便秘伴结肠黑变病

便秘是临床常见的疾病之一，主要表现为排便次数减少，粪便干硬和排便困难。排便困难包括排便费力、排便费时、排出困难、排便不尽感及需用手法辅助排便。很多便秘都是功能性便秘，即除外器质性疾病及药物因素所致的便秘。现代医学一般将功能性便秘分为慢传输型、出口梗阻型、合并型及正常传输型。功能性便秘的治疗主要是改变生活方式、应用通便药（容积性、渗透性、刺激性药物）、促动力药，也有生物反馈治疗、抗焦虑治疗以及手术治疗，但疗效欠佳。中医学对本病的治疗则有较好的疗效。

一、病因病机

便秘在中医学中论治颇丰，《内经》谓其"后不利""大便难"，《伤寒论》中有"阳结""阴结""脾约"之称。《素问·灵兰秘典论》云："大肠者，传道之官，变化出焉。"故便秘病位在大肠，但其病因病机牵涉较多。《诸病源候论》谓："大便难者，由五脏不调，阴阳偏有虚实，谓三焦不和，则冷热并结故也。"核心病机则为"津液竭燥，故令糟粕痞结，壅塞不通也。"

1. 肠胃实热

《素问·举痛论》曰："热气留于小肠，肠中痛，瘅热焦渴则坚干不得出，故痛而闭不通矣。"当今社会生活水平提高，饮食结构失衡，人们高热量食物及辛辣食物摄入较多，饮酒及吸烟的人较多，导致湿热内生，脾胃受损，运化失常，更酿湿成热，湿热之邪壅滞胃肠，津液耗损，燥结肠腑，遂成热秘。

2. 气机郁滞

《素问·举痛论》云："怒则气上……思则气结。"当今社会人们的心理压力增大，忧愁思虑，脾伤气结；抑郁恼怒，肝郁气滞；肺气郁胀，肃降失常；久坐少动，气机不利。诸此种种均可导致腑气不利，郁滞其中，通降失常，传导失职，糟粕内停而不下行，或欲便不能，或排出不畅，或大便干结，遂成气秘。如《金匮翼·便秘》云："气秘者，气内滞而物不行也。"

3. 气虚阳衰

《景岳全书》曰："凡下焦阳虚，则阳气不行，阳气不行则不能传送，而阴凝于下，此阳虚而阴结也。"饮食劳倦，损伤脾胃；素体虚弱或年老体弱，气虚阳衰；过食生冷或苦寒攻伐，耗气伤阳；皆致气虚阳衰，气虚不能推动则大肠传导无力，阳虚不能温煦则肠道寒结，便下无力，遂成便秘。

4. 阴亏血少

《医宗必读·大便不通》云："更有老年津液干枯，妇人产后亡血及发汗利小便，病后血气未复，皆能秘结。"素体阴虚或过食辛燥；津血少亏；年高体弱或久病产后，阴血虚少；皆致阴亏血少，血虚则大肠失荣，阴亏则大肠不濡，肠道失润，大便干结，遂成便秘。

5. 阴寒积滞

《金匮翼·便秘》云："冷秘者，寒冷之气，横于肠胃，凝阴固结，阳气不行，津液不通。"恣食生冷或过服寒凉，凝滞胃肠；或外感寒邪，直中肠胃；皆致阴寒内盛，凝滞胃肠，传导失常，糟粕不行，而成冷秘。

便秘的发病率高，但是大多数患者都是自行治疗，尤其许多患者是自行用药多年无效后再投医，此时治疗更加棘手。一般来说，本病的易发人群多为两类：一是女性，尤其中青年女性较多；二是老年人，尤其多病的老年人较多。从易患人群来看，女性患者多责之阴亏血少和气滞血瘀。女子月事以时下，多受血虚之累，阴血亏虚，则肠道失于濡养，大肠干涩而便秘难解。女子多气病，易情绪焦虑忧郁，则气机郁滞，郁滞日久，血行不畅，即致气滞血瘀，气滞则腑气不通，血瘀则肠道失养，亦致便秘。《素问·阴阳应象大论》曰："年四十，而阴气自半也，起居衰矣。"年老脾胃亏损，气血生化乏源，老年人气血阴阳俱虚，如累久病，则虚损更甚，即易致六腑不通，便秘难下。此两类人群，尤其是老年人，再自用各种泻下之药，则速亡气血津液，脏腑阴阳皆损，病更难治矣。

从中医学理论来看，本病的病位在大肠，与肺、肝、脾、胃、肾等脏腑相关，其中与脾胃相关甚密。肺为华盖之脏，大肠主津，肺与大肠相表里，肺主肃降，气降于大肠，则大肠传导正常，糟粕能出。脾胃主受纳腐熟水谷，气血生化之源，后天之本，气血充盛始能诸脏腑充盛有源。脾主升清，胃主降浊，清升浊降的矛盾运动是一身气机运动正常的根本。《脾胃论》云："大肠主津，小肠主液，大肠、小肠受胃之荣气，乃能行津液于上焦，灌溉皮肤，充实腠理。"此即大肠之传导功能受到胃气通降的影响。肾主藏精、司二便，肾精亏损则开合失司，肾阴亏虚则肠道干涩，肾阳不足则阴寒凝结，即成便秘。肝主疏泄，调畅气机，气机通畅，便出有度。如忧思恼怒，肝气郁滞，即有气秘之患。总之，便秘一病，牵累甚多，但归于或大肠推动无力，或大肠燥结失濡，均以糟粕滞于大肠为患，但种种方法，使糟粕畅出，则为其治。久病便秘而妄服泻药者，易患"结肠黑变病"。结肠镜下可见肠黏膜出现花斑状、网条状、颗粒状或鱼鳞状棕褐色或黑色色素沉着，呈间断或连续分布，致使整个肠腔变暗。盖因泻下无度，耗气伤津，继而阳虚阴亏，阳虚则阴寒内生，阴亏则血虚凝滞，久病及络，血脉瘀阻，肠壁失养而现棕褐或黑褐色。此时其气血俱病，阴阳皆亏，脾肾同病，血瘀为标，虚损为本。辨治当以健脾温肾，养血活血，润肠通便为主，但分气血阴阳之盛衰而施药。

二、病案举隅

董某，女，73岁。2018年8月17日初诊。

主诉：便秘10余年，加重1个月。

现病史：腹胀无便意，需定时使用开塞露诱导排便，便出干如羊屎状，食欲不振，胃脘胀满，睡眠尚可，舌暗有瘀斑，苔黄厚腻，脉细滑数。

辅助检查：结肠运输试验：96小时横段结肠标记物钡粒无明显运动。电子结肠镜：降结肠大部分有褐色花纹样改变（结肠黑变病）。

既往史：糖尿病20余年，现皮下注射胰岛素。高血压40余年，自服药品不详，血压控制在140/80mmHg。长期服用大黄茶、复方芦荟胶囊等药，现已无效而停用。

诊断：中医诊断：便秘。

西医诊断：慢性功能性便秘。

治法：增液承气，润肠通便。

方药：增液承气汤合济川煎化裁。

玄参 20g，生地 25g，麦冬 25g，制大黄 10g，芒硝 5g（后下），厚朴 15g，枳壳 20g，生白术 50g，瓜蒌 25g，黄芪 75g，肉苁蓉 20g，当归 20g，牛膝 15g，泽泻 15g，桃仁 15g，郁李仁 15g，槟榔 15g。

二诊：药后自主排便，通畅，2 日 1 次，脘腹胀减。

上方去大黄、芒硝，加党参 20g、莱菔子 50g、内金 25g、隔山消 10g，改生白术为 75g，黄芪为 100g。

三诊：纳食增加，脘腹胀满消失，排便顺畅 1~2 日 1 次。

效不更方，上方随症加减用药 2 个多月，排便通畅。为巩固疗效，配制丸剂，间断服用。

按语：该患者年老，正气已亏，久病消渴，气阴更伤，本为肠道燥结，再久服苦寒伤中之泻下药脾胃更虚，肠道传输无力，糟粕停滞难下；脾虚失运，气血生化乏源，大肠更失濡润，肠燥津亏尤甚，致"无水行舟"；再有脾肾阳虚，血络瘀阻，肠壁失养而现黑褐色。急则治其标，故以增液承气汤增液润肠，承顺胃气，以济川煎补阴阳气血之亏。党参、生白术，滋脾阴润肠。大剂量黄芪补气助运。桃仁、郁李仁，活血润肠，故药后便畅。二诊肠中燥屎已下，故去硝、黄。年迈之体，脾虚不运，故以莱菔子、鸡内金、隔山消，消食助运，以养后天。诸药伍用，补泻兼施，祛邪不伤正，补气不壅中。

第十六节 肠易激综合征

肠易激综合征（IBS）是一种常见的消化系统功能性疾病，是以肠道功能障碍所导致的下消化管症状为主的临床综合征，主要表现为排便异常并伴有腹痛不适。现代医学近年来对功能性胃肠病研究逐渐深入，目前认为 IBS 与脑–肠互动异常相关，但在治疗方面仍缺乏确切有效的方法。中医学诊治本病有较突出的疗效。

一、病因病机

IBS 作为一种以腹痛或腹部不适伴排便习惯改变为特征的功能性肠病，现代医学对其病因和发病机制尚不十分清楚。一般认为，IBS 属多因素的生理心理疾病，其病理生理学基础主要是胃肠动力和内脏感知异常，临床分为腹泻型、便秘型、腹泻便秘交替型，多以解痉剂、止泻药（或导泻药）、肠道动力感觉调节药、抗抑郁药等进行治疗，但作用局限，停药后复发率较高，难以满足临床需要。

根据 IBS 的主要临床表现，可将其归属到中医腹痛、泄泻、便秘等病证范畴。中医学对其的认识有着悠久的历史。《灵枢·邪气脏腑病形》曰："大肠病者，肠中切痛而鸣濯濯，冬日重感于寒即泄，当脐而痛，不能久立。"《素问·举痛论》曰："怒则气逆，甚则呕血及飧泄。"《证治要诀》曰："气秘者，因气滞后重迫痛，烦闷胀满，大便结燥而不通""气秘由气不升降，谷气不行，其人多噫"等。这里所描述的症状与 IBS 的概念基本符合。

本病致病因素不外乎六淫外侵、情志失调、饮食不节等，而其病机则是多方面的。《素问·宝命全形论》云："土得木而达。"《素问·阴阳应象大论》云："清气在下，则生飧泄。"故若肝气失和，郁结不疏，横逆克脾，或脾气虚弱，则脾失健运，升降失调，清浊不分，水湿并走肠间即见腹泻，《素问·厥论》又云："少阴厥逆，虚满呕变，下泄清。"故久病命门火衰，脾失温煦，寒自内生，不能温化水谷，脾气下陷则虚满、下泻清谷。本病亦有便秘之症，可因肝郁气滞或脾伤气结，腑气郁滞，通降失常，传导失职所致，正如《金匮翼·便秘》曰，"气秘者，气内滞，而物不行也"；亦可因脾胃受损，阳气不足，气虚阳衰，气虚则大肠传导无力，阳虚则肠道失于温煦，阴寒内结，导致便下无力，大便艰涩，如《景岳全书·秘结》云，"凡下焦阳虚，则阳气不行，阳气不行，则不能传送，而阴凝于下，此阳虚而阴结也"。纵观本病病机，IBS 虽为肠道之病，但其本应责之脾胃，脾气虚为本病关键，又与肝、肾有密切关系。

二、病案举隅

吴某，男，32 岁。2008 年 10 月 17 日初诊。

主诉：腹泻 2 年余，加重 1 周。

现病史：2005 年因工作紧张劳累而出现腹胀便秘，半年后转为腹胀腹泻，至今未愈。现每日排便 3~5 次，进食后小腹胀（右侧明显），肛门下坠，时有便感，憋便则头部不适，便量少，质稀，便后不净感，无便血，脘腹畏寒，遇凉或饮牛奶则便溏加重，工作压力大时紧张亦腹泻，纳可，无烧心反酸，失眠，入睡困难，夜卧肠鸣多作，舌暗红胖大，苔白腻，脉弦细。

2008 年 8 月 18 日肠镜示：结肠直肠黏膜未见异常。

诊断：中医诊断：腹泻（肝郁脾虚型）。

　　　　西医诊断：肠易激综合征。

治法：健脾止泻，疏肝理气。

方药：参苓白术散合四逆散化裁。

炒薏米 50g，炒山药 25g，砂仁 10g，党参 25g，茯苓 25g，炒白术 15g，柴胡 10g，枳实 15g，炒白芍 15g，陈皮 25g，防风 15g，白豆蔻 5g，乌梅 10g，升麻 5g，炙甘草 10g。

用法：14 剂，姜枣为引，水煎，早晚餐后温服。

二诊：服药 1 周后，腹泻次数明显减少，因饮食生冷，第 2 周症状小有反复。

上方去白豆蔻，加干姜 5g、黄连 5g、黄芩 15g、藿香 10g。

医嘱：注意饮食，控制情绪。

三诊：药后便渐成形，1~2 次/日，腹胀消失。

效不更方，配制丸剂巩固治之，嗣后腹胀腹泻偶有发作，则以汤药调治。随访 3 年，诸症稳定。

按语：该患脾虚湿盛，复因工作繁忙，肝郁气滞，虚实夹杂而致本病。虚则脾气虚不运，脾阳虚不温；实则肝气郁滞，湿滞中焦。脾虚湿盛，故见腹胀、便溏；中气不升，则肛门下坠；气虚及阳，则脘腹畏寒，入夜阴盛，则肠鸣尤甚；肝郁气滞，则紧张腹泻，失眠难寐。故以参苓白术散为主方，健脾益气，祛湿止泻。配伍四逆散合痛泻要方调和肝脾，疏肝解郁。凡病泄泻者必有湿盛，风药胜湿，理气升发，故用柴胡、升麻、防风等品，即疏肝理气以治本，亦胜湿升提以治标；一味乌梅酸敛止泻。诸药合用，消滞补虚，标本兼顾，复脏腑阴阳之谐而效。二诊时，该患食凉腹泻反复，故加干姜、黄芩、黄连，为干姜黄芩黄连人参汤，清上温下，辛开苦降。治疗下焦有寒，上焦有热，寒热错杂之证。时值夏月，故用藿香气味芳香，化湿和中，佐助黄连一温一寒，共奏清热化湿，和中止利之功。

第六章　脾胃新论遣方用药总结

第一节　脾胃新论辨证特点

现代脾胃病多"因滞而病"，对其辨证论治可概括为"四要素"，即明辨病因、明辨病位、明辨疾病性质和病势。

一、明辨病因

明辨病因体现了直接审因和审证求因的辩证统一，以审证求因为主，直接审因为辅，形成了独特的病因体系。虽然外感六淫、内伤七情及饮食劳倦，均可成为损伤脾胃、脾胃虚弱的原因。但应认识到，一种原因，可以产生多种结果；一种结果，可由多种原因产生。把一切疾病的因果关系归结为辩证的因果关系，不仅从外因的作用去探讨现象发生、发展的原因，更应强调从脏腑功能的盛衰和基础物质的盈虚通滞，去探求现象发生、发展的综合原因，这是中医学独具一格的审证求因。它是从整体和动态去分析各种复杂的征象，经过综合归纳，推导出疾病发生、发展的原因。它能反映因果关系的复杂性、多样性、辩证性。这种审证求因方法能够卓有成效地指导临床实践。

二、明辨病位

任何疾病，都发生在人体的一定部位，即使是涉及范围很广，证情表现较为复杂的疾病，就其某一阶段的病变而言，也必然侧重于某些部位。研究任何病理过程，离开了相应的病位，是不可能得出具体结论的。中医学的病位观念，反映了结构定位和功能定位相结合的特点。针对脾胃而言，既要了解其解剖部位，更重要的是熟悉其生理功能。只有以功能系统定位为主，结构系统定位为辅，对人体各种复杂的生理、病理现象才能获得一个执简御繁的分析手段，使我们对一切疑难杂症，对一切尚难查明其病变实质的功能性疾病，进行比较满意的病位分析，提出行之有效的治疗措施。

三、明辨病性

决定病性的因素，至少包括两个方面。一是邪正斗争的力量对比——虚实；二是阴阳盛衰的程度估计——寒热。虚实寒热之间的纵横联系，反映了中医学的病性观念。《素问·通评虚实论》云："邪气盛则实，精气夺则虚。"《素问·阴阳应象大论》亦云："阳胜则热，阴胜则寒。"虚实和寒热是反映病变性质的两组纲领，是从邪正阴阳两个侧面描绘疾病的本质，作为一个完整的病性观念，对这两个方面都要有所体现，否则就很难确定治疗方案。比如一个虚证，若不辨明属虚寒或虚热，一个实证，若不确定是属实热或实寒，对病性的揭示就极不全面。

四、明辨病势

明辨病势，即明辨疾病的发展变化趋势。疾病处于不断地运动变化之中，病机仅仅是对疾病某一阶段病理本质的揭示。随着病情的变化，病机也将随之而变，所以病机是以现证的病理势态为主要依据的。一个疾病的病理变化全过程是无数个病变阶段上所有病机的总和。疾病的传变，是由表入里，由腑入脏；自上而下，自气而血；五脏之间，相乘相侮三种传变规律。把握这些传变规律，对于病势的估计无疑是有帮助的。

上述的"四要素"是认识疾病的思维模式，是其治疗脾胃病临床诊断思路和方法的核心所在。

第二节 脾胃新论遣方特点

脾胃病证的核心概念"因滞而病"（气滞、食滞），自拟方也围绕"因滞而病"的观点形成。根据多年临床经验，自拟和胃汤、清热和胃汤、消滞和胃汤、四合汤等。

一、和胃汤

和胃汤即六君子汤加苍术、青皮。六君子汤益气健脾、燥湿化痰，是治疗一切脾胃疾病的基础方，加苍术，加强健脾燥湿之效，青皮，疏肝破气、消积化滞。现代人多恣食高粱厚味，易生痰湿，情志抑郁，使肝气郁滞，因此治疗脾胃病任何时候都不是孤立的，其与肝胆关系甚是密切。临证治疗中，会酌情加减，常用枳实、厚朴健脾消胀、行滞利水、消补兼施；佛手、苏梗、大腹皮疏肝理气、行气宽中；木香、隔山消健脾消滞、善理中焦之滞；若遇大便干燥，炒白术、苍术易为生白术，补脾阴、润肠通便。

二、清热和胃汤

清热和胃汤即和胃汤加海螵蛸、儿茶。此方多用于反酸、烧心、胃脘灼热疼痛为主症者。海螵蛸有制酸止痛之效，可以有效抑制胃酸分泌；儿茶是外用药内服的特殊用法，取其收湿生肌、敛疮止血，修复因炎症刺激而损伤的胃黏膜，效果奇佳。常配伍大贝、连翘，分别起到缓解烧心、清胃中郁热作用。

三、消滞和胃汤

消滞和胃汤即和胃汤加神曲、生炒麦芽、谷芽、莱菔子、鸡内金、焦山楂。此方主要针对饮食积滞，胃脘饱胀，胃肠蠕动能力下降者。焦三仙、鸡内金均有健脾开胃、消食导滞之功，莱菔子化痰下气、润肠通便，相互为用，调动胃肠纳运相济。

四、四合汤

四合汤即青囊丸、金铃子散、失笑散、芍药甘草汤合方。这些均为经典古方。青囊丸于《中国医学大辞典》记载，治疗胃脘痛及气郁诸病。金铃子散，治疗肝气犯胃为主，对肝、胆、脾、胃、大小肠之疼痛有效。芍药甘草汤，酸甘化阴，缓急止痛。失笑散，活血化瘀，一方面，能改善胃部血供，促进胃黏膜固有膜再生，防止幽门螺杆菌再感染；另一方面，能使胃部病变组织气行血活，恢复正常微循环，营养状况改善，溃疡自愈。

除了以上自拟方，临床还常常配伍经典方剂，比如，逍遥散、丹栀逍遥散、黄芪建中汤、颠倒木金散、痛泻要方、启膈散、温胆汤、竹叶石膏汤、橘皮竹茹汤、参苓白术散、理中汤、升降散等，准确辨证，灵活加减，药到病除。尤其对癌前病变、疑难杂病，那些西医治疗束手无策或失治误治的病案，经过准确辨证施治可以缓解，甚至痊愈。

第三节　脾胃新论用药规律

在治疗脾胃病的用药过程中，巧施补虚泻实的用药规律，以药物性味归经特点明其补泻脾胃之用。

一、补脾胃

补脾胃者以甘味为主，酸味次之；泻脾胃者以苦味为主，辛味次之。《素问·脏气法时论》云，"脾欲缓，急食甘以缓之……甘补之"，说明甘味药是补脾药物的主要性味，有补脾养胃的功效。甘有甘温、甘寒、甘凉之别，脾为阴土，喜燥而恶湿，脾又有脾阴、脾阳之别，故脾阳不足者，治以甘温，脾阴不足者，治以甘凉，应细辨之。脾虚是气虚还是阳虚，虽然有"气即阳"之说，但气虚与阳虚在病情程度上是有差别的，因气虚是阳虚之渐，阳虚是气虚之甚，虽然都可以治以甘温，但选方用药有轻重缓急之分。如温脾阳常用理中汤，益脾气则用四君子汤。同属甘味药，味同性不同，作用亦异。甘温者，有补气助阳之作用，适用于脾气虚及脾胃阳虚证，如党参、人参、黄芪、白术、山药、甘草等，其中阳虚者又须加用辛热或甘热之品以温阳，如干姜、附子、桂枝、肉桂、良姜等。甘寒或甘凉者，具有养阴生津作用，主要用于脾胃阴虚不足之证，如石斛、沙参、麦门冬等。

滋脾药味宜甘淡，渗湿而不碍脾运，甘淡平是临床选用滋脾药的主要依据。《素问·刺法论》关于"欲令脾实……宜甘宜淡"的论述，就补益脾阴而言，甘味能补能和能缓，淡味能渗能利。前人云"淡附于甘"，故每甘淡并称。味属甘淡入脾的药物能起到"甘补滋脾益阴，淡渗除湿健脾"之功，味属甘淡不入脾经者，或不能益阴，或功能利水者，不能视为滋脾药，诸如土茯苓、金钱草、猪苓、泽泻皆是。滋脾药味除甘淡之外，部分尚兼"微涩"，因而兼具收敛、固涩之功，山药、莲子、芡实可谓代表。

酸味药，从五味所入而言多入肝，但是酸味药与甘味药合用，又具有"酸甘化阴"之用。治疗脾胃病，可补养脾胃之阴，促进胃酸分泌，帮助消化，增进食欲，用于纳呆食少，中虚胃痛，口干不多饮，大便干燥等症，如白芍、乌梅配伍甘草、大枣等。

二、泻脾胃

泻脾胃者治以苦辛之味，苦味药能泄能燥能坚，有泻火通下，燥湿之功。脾为阴土，喜燥恶湿，对湿困脾胃者宜用苦燥化湿之品。"脾恶湿，急食苦以燥之"，苦味药的燥湿作用尤以苦温者为著，故有"苦温燥湿"之说，药如苍术、厚朴等。味苦而性寒者，则以泻火清热为主，兼有燥湿作用，多用于胃热、胃火之证，或脾胃湿热、暑湿伤中之证，药如黄连、大黄、茵陈等。对湿热蕴结中焦，暑湿困阻中焦者，又宜选用药性芳香的芳香化湿药，如藿香、佩兰、苍术、砂仁、菖蒲等。另外，对一切湿困脾胃者，除用苦燥化湿之法外，还须配用淡渗利湿之品，如猪苓、茯苓、泽泻等。盖湿性趋下，配渗利之品以因势利导。正如《素问·至真要大论》云："湿淫于内，治以苦热……以苦燥之，以淡泄之。"

辛味药具有辛散、辛行、辛润之功能，主要用于中焦脾胃气滞证。一切湿浊、食滞、痰饮等影响脾胃的纳化升降而致脾失健运，胃失通降，出现胀满痞塞、脘腹疼痛、恶心呕吐等，除针对病因用化湿、消导、化痰饮之药外，均需配用辛味理气之品，如陈皮、枳壳、木香、砂仁、香橼、佛手、苏梗之类。

除根据药物性味、归经指导用药外，更注意脾胃的纳化升降特点，选用其所需之药。调理脾胃，同中有异，脾胃在生理上相辅相成，病理上相互影响，故用药上有共同之处，如胃气虚、阳虚并称，所用药物大致相同，然而脾胃一升一降，一燥一湿，一纳一化，一阴一阳，故治疗用药亦有所异。一般而言，治脾宜甘温、苦燥、升提，如党参、黄芪、白术、升麻、柴胡之类，偏阳虚者宜配伍辛热之品。治胃宜甘凉、濡润、通降，如沙参、麦门冬、石斛、枳实、川军之类，火盛宜配伍苦参、甘寒之品，健运通降、补消兼顾。脾以健运为常，胃以通降为顺，两者用药虽有虚实之分，但又要兼顾，如治疗湿阻、食滞、痰饮等实证，用祛湿、理气、消食化痰药常配以健脾的党参、白术、甘草等以兼顾中气，使消而勿伐。治疗脾胃虚证，虽应以甘药补之，然而壅补又碍脾之健运、胃之通降，故补脾药中多伍理气助运之品，如木香、陈皮、枳壳之类。在脾胃阴虚证中，宜用清补、平补，忌用滋腻壅滞、香燥耗阴之品，如在甘凉药中少佐酸味和微苦微辛之品,如乌梅、白芍、佛手、橘皮等。湿困脾胃切忌辛燥行气、泻下导滞之品,而宜芳香化湿,少佐理气之陈皮、佛手。若"湿盛阳微"者,用小量温阳化湿药,如桂枝、丁香等。虚实夹杂,以和为法,脾胃本虚、寒热夹杂者宜用辛开苦降法。肝胃不和者,则宜用疏肝和胃之四逆散。肝脾不和者,当选调和肝脾之痛泻要方治之。

三、和脾胃

在脾胃用药上除重视药物性味归经、脾胃生理病理特点外,还应处处顾及调和脾胃,重视调和脾胃以保持纳化健运,如桂枝汤中的甘草、姜枣、药后啜热稀粥等。注意用药滋补,呆滞脾胃,如归脾汤之木香,异功散中之陈皮,六味地黄汤的砂仁熏晒熟地等。防止损伤脾胃,如"凡可下者,中病即止,不可尽剂"的承气汤,白虎汤中的甘草、粳米等。

四、谨防苦寒败胃

用药时注意"苦寒败胃",是指除胃火蕴结者,当慎用或禁用。"呕家忌甘"是指甘药滞中,甘能生湿、甘令中满,对湿浊、痰饮中阻引起呕吐者当忌用。"辛散耗气"是指脾胃虚弱、运化失常所致脘腹胀满者,当健脾助运,若单纯应用理气药,则愈通愈胀。因此,脾胃用药宜辨证施之。

五、调升降

脾胃主要功能是纳运水谷,而升清降浊又是纳运功能的具体表现,所以胃肠发生病理改变的主要反映,也就是纳运升降异常。纳运升降异常以后的临床征象，归纳起来包括吐、泻、滞、胀、痛五类。呕吐之物包括饮食、酸水、血；泻下之物包括稀便、黏液、血液；积滞包括食积、便积、虫积；胀满包括气血津液阻滞；痛证的范围则更为广泛，从唇、口、齿龈以至胃肠，都可出现痛证。因此，脾胃病变的治法虽多，总在补其虚损，导其滞塞，调其升降。补虚在于恢复脾胃功能的健运，充实基础物质的亏损；导滞在于使积者去而塞者通，保持肠道和气液通畅；调其升降在于使逆乱的气液恢复升降出入之常，使当升者升，当降者降。掌握这些治法的共性，才不致孤立地去看每一治法。总之，脾胃治法当着眼于气液的盈亏，立足于脾胃的升降。具体言之，如治脾有补脾、温脾、升阳、滋脾、化湿等法；治胃常用降逆、泻下、清热、养阴、消导、化瘀、活络等法。

第四节　脾胃病证引经和定位方药

在临床组方时，每方必用引经方药，辨证引经成为消化系统辨证施治中必不可少的一环。消化系统由消化管和消化腺两大部分组成。

消化管各部位引经及定位方药使用如下：

一、唇、舌

脾主，足少阴肾经夹舌本，故舌亦属肾。以泻黄散为引经方，细辛为引经药。泻黄散出自《小儿药证直诀》，主小儿脾热弄舌，清脾经伏热，有防风、藿香升散，力偏于上部口腔。以泻黄散为引经方并为主方治疗唇炎、舌炎、溃疡辨证属热者，症重者常合清胃散；夹有湿者可以甘草泻心汤为主方化湿热，以本方为引；属寒不可用，以细辛引经，辛香入五窍，宣通阳气，可引理中汤直入口唇，因理中汤归脾经，同时为脏腑经络引经方，有引经方、引经药共同定位之意。此为运用引经方一大特点，常用脏腑经络引经方、部位引经方、引经药等数方药共同定位，定位更准确、细致，临床运用，得心应手。再如，细辛如和肾气丸合方，共同定位亦主舌炎、舌溃疡，但肾气丸入肾经，证属肾经虚火上蹿，方意引火归原，不可不仔细辨证。

二、口腔黏膜、牙龈

胃主，以清胃散为引经方。方出自《脾胃论》，清胃凉血，主胃中积热，方中取升麻入胃经，升散郁热是其特点。以之为引经方，较单用升麻更得力，治疗牙龈出血、口腔黏膜溃疡、扁平苔藓等辨证属热者。此方主胃经气血两燔，若胃经气血不足，牙龈萎缩，则要以补中益气汤、四君子汤等合升麻为引经药，引入牙龈。

三、牙齿

肾主骨，牙为骨之余；又上牙属胃经，下牙属大肠经，故归阳明、肾所主，引经方取清胃散清宣胃经积热，引经药取骨碎补补肾治疗牙痛，多见牙痛绵绵、牙齿松动，辨证合六味地黄丸或肾气丸等肾经方药。

四、腭、咽峡、扁桃体、咽部

此处为肺、胃与外界交通的门户，归肺、胃所主，肾经从肺而上循喉咙，咽部亦属肾。引经方取麦门冬汤、上焦宣痹汤（均出自《温病条辨》），引经药取桔梗、生甘草、半夏、马勃、木蝴蝶、玄参。若咽部肿痛偏于湿郁，咽部气机不利，以上焦宣痹汤宣化湿气。麦门冬汤主肺胃阴虚，虚火上炎，灼伤咽部。桔梗、生甘草主咽痛，寒热均可引用。半夏主痰湿，咽部病证属寒多用，若属热，必以主方清热养阴为主。马勃清热解毒，为咽部实热引经药。木蝴蝶行气利咽，咽部热证、气滞可用。玄参入肾，能消咽喉之肿，退无根浮游之火，属寒证不可用。总之，咽部为外界与人体的交通之处，寒热虚实见证多端，引经方药略多，当仔细辨证。

五、食管

1. 食管第一狭窄

体表标志位于第六颈椎体下缘，归胃主，引经方取半夏厚朴汤，引经药取苏梗、枇杷叶。因为此处为口腔吞咽食物、液体、气体所经第一处狭窄，故痰气易于此处交阻为患，半夏厚朴汤理气化痰降逆，偏于解此处气液凝结。苏梗偏于行气滞，枇杷叶偏于降气。引经方为半夏厚朴汤，说明该处中医病理为痰气交阻之实证。以此方为食管第一狭窄处病变主方并引经方。

2. 食管第二狭窄

体表标志位于第四五胸椎平面，胃主，引经方取颠倒木金散、启膈散。颠倒木金散主气、血凝滞；启膈散主噎膈证，润燥降气，开郁化痰，针对阴液不足，痰气郁结而设。此处引经方也说明该处中医病理为气、血、痰瘀滞，日久经络不得濡养，实证夹虚，故多方不愈。

3. 食管第三狭窄

体表标志位于心窝处，归胃所主。引经方取旋覆代赭汤、丁香柿蒂汤。旋覆代赭汤主胃气虚，痰气不降，上犯食管第三狭窄；丁香柿蒂汤主胃气虚寒，胃失和降，以寒为主可为引经方。此处中医病理存在气虚、痰饮、气逆。

食管两个主要功能：一是推进食物和液体由口入胃；二是防止吞咽期间胃内容物反流。食管功能归胃气所主，总以向下传送为主，故气逆是其病因病机的根本。半夏厚朴汤、启膈散、旋覆代赭汤是最常用的治疗食管病变的联合方，具有行气降气，化痰散结的作用，可以说与食管的功能息息相关，无论是食管括约肌痉挛、食管炎、食管裂孔疝、还是 Barrett 食管，均以此三方联合，协同其他的主方共同起效，辨证无论属于寒热虚实均可用，适当加减并以主方调整偏颇，适用于食管的一切病证。

六、贲门、胃底

归胃所主，引经方取小陷胸汤，主痰热互结。橘皮竹茹汤，主胃虚有热，气逆不降。贲门失弛缓症，多有水液停留胃部症状，顺气化饮为先。

七、胃体

为胃蠕动、研磨食物之处，胃主受纳，脾主运化。胃属于腑，根于脾脏，胃蠕动的动力来源于脾气，故胃体归脾、胃共同所主。引经药取鸡内金、焦三仙、炒莱菔子，均属于消食导滞药物，入胃经。此处引经方有所区别：苓桂术甘汤，主水饮内停于胃，有胸胁支满、目眩心悸、短气而咳等症；枳实消痞丸，主脾虚，寒热互结，气壅湿聚于胃。以上两方属胃，为胃受纳不当而先病，以祛实为先。六君子汤，主脾气虚弱，胃动力不足，胃体蠕动无力，为脾运化不及而后病，补脾气为先。脾胃功能二者一体，统一于胃动力。若胃长期超负荷受纳水液、食物则脾运化功能必然受累，出现脾气或脾阳、脾阴受损，进而无力为胃提供动力，胃蠕动更慢，形成恶性循环。可以说"滞"是始动因素，胃内长期积滞成为脾伤之本。"因滞而病"，滞为胃内停滞，虚即脾虚，脾伤而胃动力受损是现代胃肠病的根本，在治疗胃动力不足时必以六君子汤合以上五种消食导滞引经药或引经方同用，引入胃体部，脾胃同治，治疗各种胃炎、胃溃疡、功能性消化不良、胃黏膜脱垂、胃轻瘫等，属于胃体部病变者。

八、幽门

归胃所主，引经方取通幽汤（《兰室秘藏》），原方主"幽门不通，上攻吸门，噎塞不开，气不得下，大便艰难，名曰下脘不通"，可知亦主于胃气不降。

九、十二指肠

归脾所主，引经方取小建中汤、理中汤。此处为脾散精之处，主津液、营养的吸收，脾阳气生发于此，故属脾。小建中汤为补脾主方，阴阳双补，临床以小建中汤主治十二指肠溃疡报道很多，十分有效可靠。理中汤为足太阴脾经之主方，主虚寒，十二指肠主于脾而偏于脾阳，故引入此处。此处中医病理多虚寒。

十、空肠、回肠

归脾所主，引经方取参苓白术散、分水神丹。此处主津液、营养的吸收，脾为胃行津液之处，脾阴亦得濡养，故偏主于脾阴。小肠的泌别清浊功能正常，则二便正常。反之，则大便稀薄而小便短少。故腹泻不可不注意小肠功能失调，以参苓白术散引入此处，甘淡育阴，并为主方健脾气，补脾阴；分水神丹则着重改善小肠的泌别清浊功能，渗利脾湿为主。同时，常用胡慎柔的养真汤滋养脾阴，方以四君子汤、生脉散加生山药、莲肉、白芍、黄芪而成，补而不燥，滋而不腻，能生津化液又不碍脾运（此方非引经方而为补脾阴的主方）。以上脾气、脾阳、脾阴分论并非指脾气存于胃而脾阳、脾阴分归小肠，脾阳、脾阴同样存在于胃部发挥作用，三者缺一不可。如脾约证是指胃热肠燥，脾阴耗伤，使脾不能行津液而发病，日久营血不足。空肠、回肠属于脾为胃行津液之处，脾阴得养也易伤，然脾阴同样可伤于胃部、十二指肠，形成脾约证，日久导致脾阴虚，养真汤同样有效。麻子仁丸证为胃热伤津，胃肠津液不足而脾无所行导致的暂时脾阴不濡，并非是脾虚偏于脾阴所致，故不为补脾阴方剂，方归于胃，缓下热结之意，也非补益之剂，故不是补脾阴的主方，也不是补脾阴的引经方。六君子汤证、理中汤证、参苓白术散证同样都可见到腹泻，然发生部位、机理均有不同，临床不可不查。

十一、盲肠、结肠

归胃所主，主津液吸收，此处津液不足则出现便秘。引经方取大承气汤、麻子仁丸、增液汤、济川煎，引经药非大黄莫属。

引经方分阳明腑实证，津亏证，肠胃燥热、津液不足证，精津不足证而用。大承气汤是峻下热结的主方，麻子仁丸可作为缓下燥热的主方，同引入此处，可知，仲景言"浮则胃气强，涩则小便数，浮涩相搏，大便则难，其脾为约"及"胃中必有燥屎五六枚也"并非指胃而言，乃是统指阳明，部位则在阳明大肠处。

十二、直肠、肛门

胃主，引经方取木香槟榔丸、补中益气汤。此处为胃肠气机升降之末端，常以补中益气汤联合槟榔引经，配合化湿行气药物治疗因直肠部气机升发无力导致的直肠黏膜脱垂症，经西医用药无效或手术后再发者，屡用屡效，可见一斑。临床有湿秘（归纳为便秘的一种，因胃肠湿滞而导致便秘）一证，见数日一便，便而黏滞不爽，便后黏厕等，以木香槟榔丸为主方治疗，认为"治湿秘不在燥湿，而在行气导滞"，其理同芍药汤治疗湿热痢疾中的里急后重。

另外，对消化管壁（除口腔和咽）由内向外的黏膜，黏膜下层，肌层及外膜四层的引经方及药味如下：儿茶、海螵蛸引入黏膜，失笑散、丹参引入黏膜下层，莪术、桃仁引入肌层、外膜。

以上对于消化管全程立体的引经结构的总结，可谓是细致入微，为中医消化系统乃至各个系统疾病的治疗奠定了中医靶向治疗的基础，如能在消化系统及各个系统疾病的治疗中，熟悉并灵活使用这些引经方，就可以将主方的力量完全作用到局部患处，做到有的放矢，从而达到事半功倍的效果。

第五章、第六章小结

第五章章主要论述中医"脾胃系统"（即现代医学从口、咽、

食管、胃、肠至肛门）整个"管道腔式"的消化系统常见疾病的
病因病机、病案介绍、用药特点、按语分析。从中可以充分了解
到笔者擅用经方、活用经方，根据经方自拟临床疗效甚佳的常用
方剂，比如清热和胃汤、消滞和胃汤、三合汤、四合汤等。

第六章专门介绍针对消化系统疾病配对、引经用药的精准
性，体现了中医中药在解决疑难杂症、失治误治方面优于现代医
学的特点。

两章内容密不可分，故共同总结之。

参考文献

［1］魏睦新，魏兰福，邹百仓，等．胃肠动力中药作用机制研究［J］．中西医结合学报，2004（3）：163-166，171.

［2］张声生，杨静．中医药治疗功能性胃肠病大有可为［J］．世界华人消化杂志，2007（33）：3457-3461.

［3］骆云丰，郑立升．中医药治疗胃肠动力紊乱性疾病的理论研究［J］．中国中医基础医学杂志，2005（4）：292-294.

［4］周福生，吴文江．肠易激综合征肝郁脾虚证与脑肠肽相关性研究思路［J］．中国中医药信息杂志，2004（2）：183-184.

［5］汪芳裕，廖联明，杨妙芳．胃肠微生态与消化系统常见疾病［M］．南京：东南大学出版社，2018.

［6］吕建新，陈晓东．消化系统的检验诊断［M］．北京：人民卫生出版社，2016.

［7］白长川，段志军．实用功能性胃肠病诊治［M］．北京：人民卫生出版社，2016.

［8］曹魏，白长川．白长川主任医师妙用消化系统引经方浅析［J］．实用中医内科杂志，2010，24（11）：17-18+21.

第七章　脾胃与药膳

第一节　脾胃药膳与治未病

一、中医药膳的发展概况

"药膳"的名称最早见于《后汉书·烈女传》。《素问·五常政大论》提出："大毒治病十去其六，常毒治病十去其七，小毒治病十去其八，无毒治病十去其九，谷肉果蔬食养尽之，勿使过之伤其正也。"其说明了药物治疗与饮食治疗在治疗疾病中的密切关系。《内经》中还提出"五谷为养、五果为助、五畜为益、五菜为充"的饮食解说，将食物分为四类，并以"养""助""益""充"来表示每种食物的营养价值及其在人体的地位及作用。唐代孙思邈在《千金要方》中提出，"夫为医者，当须先洞晓病源，知其所犯，以食治之，食疗不愈，然后命药"，充分体现了食疗在治疗疾病中的地位和重要性。《内经》开创了药膳学的理论体系，创立了食物五味的概念、与五脏相关的理论、食物五类的划分原则、药食配制的原则与禁忌，确立了药膳学说的理论基础。

中医药膳是具有保健、防病、治病等作用的特殊膳食。在传统中医药理论指导下，将不同药物与食物进行合理组方配伍，采用传统和现代工艺技术加工制作而成，具有独特色、香、味、形、效的膳食。其既能果腹及满足人们对美味食品的追求，同时又能发挥保持人体健康，调理生理机能，增强机体素质，预防疾病发生，辅助疾病治疗及促进机体康复等重要作用。中医药膳一直是中华民族几千年来十分重视的膳食。我国古代不仅有专门从事饮食治疗的"食医"，而且有论述饮食治疗和营养卫生的专著百余卷。如《食疗本草》《食医心鉴》《食性本草》《千金食治》等，都是非常有价值的历史遗产，反映了我国历代营养学、临床营养学和饮食治疗学方面的成就。随着社会和科学的进步，饮食治疗得到逐步形成和发展。

二、脾胃与药膳之间的联系

世界卫生组织（WHO）提出健康四大基石，合理膳食为其之首，是科学生活方式的基础。随着我国社会和经济的快速发展，生活水平的提高，人们饮食结构和饮食习惯也发生了变化。良好的饮食习惯是消化系统健康的关键，患有消化管疾病者，更应严把食物入口关。《内经》说："饮食自倍，肠胃乃伤。"其意思就是：饮食得当、有节制，就会养益脾胃；饮食过量或不规律，就会造成胃肠负担过重，导致脾胃功能紊乱。古人云，"胃病三分治，七分养"，说明食疗重于药疗，各科疾病均需要治养结合，而消化系统疾病尤为突出。这里所谓的"养"主要指控制饮食，并要运用药膳养护脾胃，养成良好的饮食习惯。

合理平衡的膳食极为重要。"药食同源，药食同理"，表明饮食营养和药物对于治疗疾病有异曲同工之处。因此，营养科又有"第二药房"之称。"药补不如食补"，合理的饮食营养可提高机体抗病、抗手术的能力，减少并发症，促进疾病的康复。在医学模式发生变化的今天，饮食营养的治疗作用越来越显得重要。20世纪，美国已将"功能性食品"定为"补充替代医疗"范围，回归自然的生态疗法，已展现出美好的前景。长期饮食不当可以引起慢性胃炎、胃溃疡，甚至胃癌；大量饮酒、高脂饮食可导致肝炎、肝硬化，甚至肝癌；平素的饮食不规律、暴饮暴食又是胆囊炎、胰腺炎的原因之一。患有消化系统疾病的人，如果不能做好规律合理的饮食，会加重疾病，相反，如果能根据各种疾病的特点制定合理的饮食方案，对疾病的治愈会起到事半功倍的作用。所以，饮食应遵循一定的营养原则。

　　饮食与药物的配合及禁忌的关键在于脾胃的运化，患者病后脾胃运化能力较弱，即使病证适合的饮食也不能多量进食，否则会导致脾胃负担加重，因不能消化而加重病情。如虚弱病人，很需要饮食上有调补。脾胃运化能力较强者，进补养性食物可促使正气恢复；脾胃运化能力较弱者，须以清淡易消化的食物代替，以适应脾胃的运化。任何物质口服后，都需要通过吸收、分布、代谢、排泄这一过程，药物也不例外。非处方药通常多是口服，那么，口服药是怎样到达人体组织和器官发挥其治疗作用的呢？药理学研究证明，口服药物和食物一样，都要经过消化管中的小肠吸收才能进入血液和淋巴液，然后通过血液循环运送到相应的组织和器官中而发挥作用。食物有可能改变药品的治疗效果。在服药期间，搭配合理的食物，可促进药物的吸收，增强其疗效，减少或避免不良反应的发生；若食物搭配不当，则会大大降低疗效，甚至产生毒副作用。

第二节　脾胃病证的药膳调理

一、胃食管反流

1. 中医学对反流性食管炎的认识及药膳

本病归属于中医学"胃痞""反胃""嘈杂""吞酸""呕吐""胸痹""噎膈""梅核气"等范畴。主要病机系胃失和降，胃气上逆。胃主受纳，脾主运化，脾气宜升，则饮食精微得以输布；胃气宜降，则水谷及糟粕得以下行；一升一降，相辅相成，共同完成消化吸收功能。脾胃升降失常，中焦气机阻滞不畅，是食管炎发病机制的关键。临床以疏肝、降逆、和胃、理气为主的辨证分型治疗，在实际应用时要重视动态辨证。本病临床见症绝非单一，证型间会互相转化和发展，要做到方随证变，才能提高疗效。此外，还要重视降逆制酸法的应用，胃气上逆，酸性物反流入食管引起食管炎症改变，因而在辨证分型治疗的基础上，要结合应用降逆制酸法。

2. 常见证型

根据辨证分为六型。

（1）肝胃不和型：胸脘疼痛或灼热，常因情绪变化而加重，痛连两胁，反酸嘈杂，不思饮食，心烦易怒等，舌苔薄白，脉弦。

（2）脾胃湿热型：胃脘灼热或疼痛，频频不休，吞酸欲吐，口苦纳少，大便艰难等，舌红，苔黄腻，脉濡或濡数。

（3）脾胃虚寒型：胃脘隐痛绵绵，常因受寒或食冷物后发作加重，喜温喜按，嗳气吐酸，纳少便溏，倦怠乏力等，舌质淡红边有齿痕，苔薄白，脉细。

（4）胃阴不足型：胸脘隐隐灼热或灼痛，纳少吐酸，口干唇燥，渴喜冷饮，心烦咽干，大便秘结等，舌红少苔或光红，脉细弦。

（5）痰气交阻型：吞咽食物梗阻，喉中多痰，胸膈满闷，或食入即吐或水饮难下，大便干结，舌苔薄白，脉弦滑。

（6）气滞血瘀型：胸骨后疼痛、痛有定处而拒按，痛为针刺或刀割，吞咽不适，形体消瘦，神疲乏力，舌质暗，舌边有瘀点，脉涩。

3. 药膳复方

（1）鲜丝瓜汤

组成：新鲜丝瓜1个（50g），鸡内金20g，玫瑰花、橘皮各5g，调味品适量。

制法：丝瓜切片或丝备用，诸药加沸水浸泡1小时后去渣取汁，放入丝瓜，食盐、味精、料酒少许，煮开即可。

功效：丝瓜凉、甘，清热化痰，凉血解毒；配伍鸡内金、玫瑰花、橘皮共奏健胃开胃、疏肝理气之功效。适用于反流性食管炎肝胃不和型。

（2）椒姜海参牡蛎汤

组成：海参15g，牡蛎100g，葱、干姜、胡椒、川椒、调味品各适量。

制法：将海参发开、洗净、切片；牡蛎去壳、取肉。锅中放清水适量煮沸后，下葱、干姜、胡椒、川椒、料酒、米醋等，下海参、牡蛎，煮至熟后，加食盐、味精调味服食，每日1剂。

功效：海参味甘、咸，性平，补益元气、滋脾养胃；牡蛎肉味甘、咸，性平，滋阴降逆；配伍葱、姜、椒温中健脾。适用于反流性食管炎脾胃虚寒型。

（3）沙参玉竹炖老鸭

组成：沙参10g，玉竹10g，老鸭250g。

制法：共炖熟服食。

功效：北沙参甘、凉，养阴清肺、益胃生津；玉竹甘，微寒、平，滋阴润肺、生津止渴；配伍鸭肉养阴益胃。适用于反流性食管炎胃阴不足型。

（4）苦瓜焖鸡翅

组成：苦瓜50g，豆豉5g，鸡翅1对，调味品适量。

制法：将鸡翅去毛，洗净切块，用黄酒、姜汁、白糖、盐、生粉等拌匀上浆；苦瓜剖开去白色内膜，切块，放入沸水中余一下；烧锅放蒜泥、豆豉煸香后，再放鸡翅翻炒，待熟时，下苦瓜、葱段炒几下，而后加半碗清水，用文火焖30分钟，调味起锅即成。

功效：苦瓜寒、苦，清热解暑、明目解毒。本药膳泄热和胃，适用于反流性食管炎脾胃湿热型。

（5）桃仁墨鱼

组成：桃仁5g，当归8g，木香3g，墨鱼1条，调味品适量。

制法：将墨鱼去头、骨，洗净，切丝，桃仁、当归、木香布包，加水同煮沸后去浮沫，文火煮至墨鱼熟透，去药包，调味服食。

功效：墨鱼酸、平，益气补虚、滋阴养胃；配伍桃仁、当归、木香，活血化瘀、行气止痛。适用于反流性食管炎气滞血瘀型。

二、消化性溃疡

消化性溃疡临床上以慢性周期性发作并有节律性上腹部疼痛为主要症状，常伴有恶心、嗳气、吐酸等，如防治不当，还可发生大量出血、穿孔、癌变等严重并发症。本病属于中医学"胃脘痛""吐酸""血证""反胃"等范畴，多由忧思郁怒、肝气横逆犯胃，或饮食劳倦、损伤脾胃之气，或郁热相搏、结郁于胃脘所致。

1. 常见证型

（1）脾胃虚寒型：胃脘隐痛，空腹遇冷疼痛加重，得食疼痛减轻，喜温喜按，神倦便溏，舌苔薄白，舌淡或胖润，脉沉细或沉细无力。

（2）肝气犯胃型：胃脘胀痛，胸胁胀满，嗳气吞酸，恶心呕吐，心烦易怒，口干舌燥，大便干结，每逢生气后病情加重，舌苔薄白，脉弦。

（3）阴虚胃热型：胃脘灼热，嘈杂易饥而不欲食，口干便艰，手足心烦热，干呕，舌红少津，脉细。

（4）气滞血瘀型：胃脘刺痛，痛有定处，固定不移，拒按，食后加重，或呕血或便血，舌质紫暗或有瘀斑瘀点，脉弦涩。

（5）饮食停滞型：胃脘痞满，嗳腐酸臭，厌恶饮食，胃胀拒按，吐后症减，矢气臭秽，舌苔垢腻，脉弦滑。

（6）寒邪犯胃型：胃痛猝发，痛无休止，得温则减，遇寒加重，多有受凉或饮食生冷病史，或伴见呕吐清水，畏寒怕冷，手足不温，喜食热饮，口淡不渴，舌苔薄白或白腻，脉沉迟。

2. 药膳复方

（1）党参猪脾粥

组成：猪脾1具，党参15g，陈皮10g，粳米60g，生姜3片，葱白适量。

制法：将猪脾洗净，切薄片；葱白、陈皮洗净，切粒；生姜洗净，切丝；党参、粳米洗净。把党参、粳米放入锅中，加清水适量，文火煮沸后下陈皮，再煮成粥，然后下猪脾、姜、葱煮熟，调味即可，随量食用。

功效：党参甘平、微酸，补中益气，健脾益肺；猪脾甘、平，益脾胃、助消化；配伍陈皮健脾益气。适用于溃疡病脾胃虚弱型。

（2）楂曲莱菔粥

组成：山楂、神曲、莱菔子各10g，大枣5枚，大米50g，葱白2茎，生姜适量，食盐、味精少许。

制法：将诸药水煎取汁，去渣，加大米煮为稀粥，待熟时调入葱白、姜末、食盐、味精等，再煮一二沸即成。每日2剂，早晚服食。

功效：健胃消食，适用于消化性溃疡饮食停滞型。

（3）鲜芦根粥

组成：新鲜芦根10g，青皮10g，粳米50g，生姜3片。

制法：将鲜芦根洗净后，切成1cm长的细段，与青皮同放入锅内，加适量冷水，浸泡30分钟后，武火煮沸，改文火煎30分钟。捞出药渣，加入洗净的粳米，煮至粳米开花，粥汤黏稠。端锅前2分钟，放入生姜，分次温服。

功效：芦根清热养阴，青皮行气止痛，生姜和胃止呕，粳米养胃益脾。以上诸药配伍得当，共达泄热和胃、养阴止痛之功效。适应于消化性溃疡病阴虚胃热型。

（4）玫瑰花粥

组成：玫瑰花 6g，粳米 60g。

制法：将玫瑰花入锅大火煮开，改小火煮 20 分钟，然后将花捞出，加入粳米，共煮成粥，服食。

功效：疏肝理气，适用于胃脘疼痛、抑郁易怒、口苦多梦等脾虚肝郁患者。

（5）橘皮粥

组成：橘皮 20g，香橼 15g，粳米 60g。

制法：先将橘皮、香橼煎煮 20 分钟，去渣取汁，粳米煮粥，待粥将成时，再加入橘皮汁，同煮为稀粥，每日早晚餐服食。

功效：橘皮味辛、苦，性温，有理气健脾、燥湿功效；香橼味辛、微苦、酸，性温，能疏肝理气、宽胸化痰、除湿和中。适用于胃腹胀满、嗳气、食欲不振的气滞证。

（6）刺五加小茴鸡肉汤

组成：刺五加 10g，小茴香 10g，鸡肉 250g，红枣 5 个。

制法：将刺五加、小茴香、红枣（去核）洗净；鸡肉切去肥脂，放入开水中焯过，吊干水。把全部用料放入锅内，加清水适量，武火煮沸后，文火煮 2 小时，调味即可，随量饮用。

功效：刺五加味辛、微苦，性微温，健脾益气。小茴香味辛，性温，开胃进食，理气散寒。本药膳适用于溃疡病脾胃虚寒型。

（7）芪丹瘦肉汤

组成：猪瘦肉 250g，黄芪 50g，丹参 10g，红枣 5 个。

制法：黄芪、丹参、红枣（去核）洗净，猪瘦肉洗净，切块。把全部用料一齐放入锅内，加水适量，武火煮沸后，文火煮1小时，调味即可。随量饮用。

功效：黄芪甘，微温，是为补气佳品。丹参苦，微寒，活血散瘀。本药膳适用于溃疡病气虚血瘀者。

（8）胡萝卜羊肉汤

组成：胡萝卜500g，羊肉1000g，川椒、桂皮、小茴各5g，调料适量。

制法：将胡萝卜洗净、切块，羊肉洗净、切块，与诸药同放锅中，加清水适量煮沸后。调入葱、姜、辣椒等，文火炖至羊肉烂熟后，加食盐、味精、料酒等调味，再煮一二沸即成。

功效：胡萝卜甘、辛，温，调补中焦，利胸膈，和肠胃，安五脏，增强食欲。配伍羊肉及川椒、桂皮、小茴，温胃散寒。适用于消化性溃疡寒邪犯胃型。

（9）陈杏丝瓜饮

组成：陈皮、杏仁、老丝瓜各10g，蜂蜜适量。

制法：将三者洗净，水煎取汁，加蜂蜜适量饮服，每日1剂。

功效：疏肝理气，适用于消化性溃疡肝气犯胃型。

三、胃炎

中医学虽无慢性胃炎之病名，但从临床表现看，本病多属中医"胃脘痛""痞满"等范畴。中医认为，本病多由饮食不节、饥饱不均、过食辛辣及酒酪肥甘，胃气受伤；或情志不和，肝气不疏，以致胃气失和，气机不畅，气滞而血瘀，久则脾胃气虚，进而阳虚生寒；或气阴两伤，阴液亏损等所致。胃主受纳、腐熟水谷、喜润恶燥；脾主运化水谷精微与水湿，喜燥恶湿。胃气主降，水谷得以下行，脾气主升，水谷精微得以输布全身。肝主疏泄，脾胃得肝的疏泄，其升降正常，肝为脾散精，疏泄胆汁以助消化，条达情志以舒畅气机，脾、胃、肝相互资助、互相影响。若肝失疏泄则横逆犯胃克脾，脾胃受损，运化失司，肝失滋养，则疏泄失调。因此，治疗慢性胃炎重在使脾、胃、肝三者功能恢复协调，以达其治疗目的。

1. 常见证型

中医辨证分为五型。

（1）脾胃虚寒型：胃脘疼痛，食后尤甚，喜温喜按，纳呆乏力，肠鸣便溏，舌淡，苔白，脉缓无力。

（2）胃阴不足型：胃脘隐痛，嘈杂不适，胃纳欠佳，口干舌红，苔黄少津，脉细数。

（3）肝胃不和型：脘腹胀痛，攻撑胸胁，嗳气吞酸，口干而苦，舌红苔黄，脉弦或数。

（4）脾胃湿热型：胃脘满闷不适或疼痛不已，嘈杂嗳气，口臭纳呆，便溏不爽，舌红苔腻，脉弦数或弦滑。

（5）气滞血瘀型：胃脘疼痛，日久不愈，或痛有定处，痛如锥刺，或痛处可触及包块，大便色黑，形体消瘦，面色晦暗，有瘀斑，脉弦细或涩。

2. 药膳复方

（1）橘皮生姜红枣饮

组成：橘皮 10g，生姜 5g，红枣 6 枚。

制法：熬汤，每日服用 2 次。

功效：理气止痛、和中止呕，适用于慢性胃炎肝胃不和型。

（2）山药半夏粥

组成：山药 50g（研为细末），半夏 15g，粳米 100g，白砂糖适量。

制法：将半夏用温水淘去矾味，入砂锅水煎，去渣取汁约200mL，入粳米煮粥，粥将熟时入山药末，再煎二三沸，粥成后加白砂糖适量，每日早晚分服。

功效：补脾益胃、降逆止呕，适用于慢性胃炎脾胃虚弱患者。

（3）百合莲子糯米粥

组成：百合 30g，莲子 20g，糯米 100g。

制法：上述原料共煮成粥，加少许红糖煮片刻即可食用。

功效：滋阴健脾养胃，适用于胃阴亏虚，症见胃脘部隐痛，口燥咽干，大便干结，舌红少津。

（4）牛百叶糯米麦粥

组成：牛百叶 100g（洗净切块），糯米 50g，小麦 30g。

制法：上述原料共煮成粥，调味服食。

功效：补脾胃、益气血，适用于慢性胃炎脾胃气虚者。

（5）蒲公英粥

组成：蒲公英（干品）30g，粳米 60g。

制法：将蒲公英洗净切细，最好采鲜蒲公英，根茎叶都用。先煮粳米，待粥将熟时下蒲公英，煮至粥熟即成。早、晚空腹各吃 1 剂，连吃 1 周以上。

功效：本方主治慢性胃炎，患者舌红苔黄、胃痛心烦，属于中医称的"胃热证"者。蒲公英性味甘寒，有清热解毒、清肝利胆的功效。实验证明，其对金黄色葡萄球菌和幽门螺杆菌有很强的抑制作用。常吃本方可清除幽门螺杆菌，又能利胆，所以对胆汁反流性胃炎也有良效。

（6）丹桃归米粥

组成：丹参、当归各10g，桃仁5g，糯米100g。

制法：将诸药水煎，去渣取汁，入糯米煮粥，调味后空腹食用。

功效：活血化瘀、通络止痛，适用于慢性胃炎瘀血患者。

（7）小茴香粥

组成：小茴香10g，粳米100g，调料适量。

制法：将小茴香装于纱布袋内扎口，入锅加水先煮30~40分钟弃药包，再加入洗净的粳米及适量水同煮至熟。酌加精盐、味精调味即可。早晚服用。

功效：健脾开胃，行气止痛。适用于慢性胃炎脘腹冷痛者。

四、便秘

便秘的病位在大肠，系大肠传导功能失常，但常与脾、胃、肺、肝、肾等功能相关。如肺失宣肃，脾失传输，肝失调达，肾失温煦，胃失通降等均可导致大肠传导失常或大肠失于濡润而大便秘结，排便困难。若肺不行水则大肠失于濡润造成便秘。此外，若肺的肃降功能失常，大肠向下传导糟粕的功能紊乱则气机壅滞造成便秘。若肝主疏泄的功能失常，肝气郁滞使大肠气滞，腑气不通则大便秘结。肾阳虚衰，机体失于温煦，动力与兴奋性下降则大便秘结。肾阴主凉润与濡养，若肾阴不足，虚火内生，煎灼耗损津液，肠中津液不足，大肠失于濡润而大便秘结。如饮食积滞，胃气不降，可导致大便秘结。

1. 常见证型

中医辨证分为八型：

（1）热秘：大便干结，腹部胀痛，面红身热，口干而臭，烦躁不宁，小便短少而赤，舌红苔黄燥，脉滑数。

（2）湿秘：大便不干但排出困难，黏滞不爽，便条变细，便不净，肛门下坠感，面色不华，头昏沉重，脘腹胀满，纳呆，舌淡红，边有齿痕，苔白腻，脉沉弦细。

（3）实秘：大便秘结，或不甚干结，欲便不得出，或便而不爽，肠鸣矢气，腹中胀痛，胸胁满闷，嗳气频作，食少纳呆，舌苔薄腻，脉弦。

（4）冷秘：大便困难，腹部疼痛而拘急，四肢不温，胁下偏痛，呃逆呕吐，舌苔白腻，脉弦数。

（5）气虚：大便排出无力，粪质并不干硬，虽有便意但临厕努挣，便难排出，并见汗出气短，便后乏力，面色白而神疲，舌淡苔白，脉弱。

（6）血虚：大便秘结，面色少华，心悸气短，失眠多梦，口唇色淡，舌淡白，脉细。

（7）阴虚：大便秘结如羊屎状，形体消瘦，头晕耳鸣，双颧红赤，心烦少寐，潮热盗汗，腰膝酸软，舌红少苔，脉细数。

（8）阳虚：大便干或者不干，排出困难，小便清长，面色白，形寒肢冷，腹中冷痛，得温则减，得热则缓，腰膝冷痛，舌淡苔白，脉沉迟。

2. 药膳复方

（1）苁蓉蜜饮

组成：肉苁蓉10g，蜂蜜适量。

制法：水煎肉苁蓉，去渣留汁，加蜂蜜适量。

功效：肉苁蓉补肾助阳，润肠通便；蜂蜜调补脾胃、润肠通便。二味相伍，而成温阳通便之膳食。阳虚便秘者，宜选此膳治疗。

（2）芪香蜜膏

组成：黄芪300g，香橼50g，生白术150g，蜂蜜适量。

制法：将黄芪、香橼、生白术洗净，加水适量，大火烧开后，小火30分钟取煎液1次，加水再煎，再30分钟后取煎液第2次，合并煎液，再以小火煎熬浓缩，至较稠黏时，加蜂蜜一倍，至沸停火，待冷装瓶备用。每次1汤匙，以沸水冲化，日服2次。

功效：黄芪补肺脾之气为君；蜂蜜润肠通便为臣；配伍香橼、生白术，补气、行气、润肠兼备。适用于气虚便秘或兼有气滞津亏者。

（3）麻仁生地粥

组成：火麻仁30g，生地25g，杏仁15g，粳米100g，葱白、姜丝、细盐、味精适量。

制法：将麻仁、生地、杏仁水煎取汁备用。粳米用清水淘洗干净，放入锅内，加药汁，上火烧开，待米粒煮至开花时，加入葱白、姜丝、细盐，一同熬煮成粥。

功效：润燥滑肠，滋养补虚。适用于阴虚便秘患者。

（4）核桃苁蓉粥

组成：核桃仁20g，肉苁蓉10g，粳米100g，冰糖适量。

制法：将肉苁蓉、核桃仁洗净，拍碎；粳米淘洗净备用；将肉苁蓉放入锅中，加适量清水，煎煮30分钟，去药留汁液用；将核桃仁、粳米放入药液中，煮至成粥即可。

功效：补肾壮腰，润肠通便。适用于肾虚便秘患者。

（5）菠菜粥

组成：菠菜 50g，粳米 80g，猪油、精盐、味精适量。

制法：菠菜拣洗干净，切成寸段，粳米淘洗干净，放入锅内加清水上火烧开，加入猪油、精盐、味精及菠菜，继续煮成稠粥。

功效：敛阴润燥，通利肠胃。适用于热秘患者。

（6）桑椹粥

组成：桑椹 30g，枸杞子 15g，糯米 80g，冰糖适量。

制法：将糯米淘洗干净，下锅加清水上火烧开，加入桑椹、枸杞、冰糖熬煮成粥即可。

功效：养血滋阴，补益肝肾。适用于血虚便秘患者。

（7）生地炖香蕉

组成：生地 20g，麦冬 10g，香蕉 2 只，冰糖适量。

制法：水煎生地、麦冬去渣留汁，香蕉去皮、切段，入锅，加冰糖适量同煮。

功效：生地、麦冬养阴清热；香蕉生津润肠。此药膳适用于便秘证属阴虚内热者。

五、腹泻

中医学对腹泻的认识有着悠久的历史。凡脾胃功能失调，以腹泻为主要症状而不夹脓血者，中医学称之为泄泻，并以大便溏薄而势缓者为泄，大便清稀如水而直下者为泻。中医学认为，"泄泻之本，无不由于脾胃，盖胃为水谷之海，而脾主运化，使脾健胃和，则水谷腐化而为气血以行营卫。若饮食失节，寒温不调，以致脾胃受伤，则水反为湿，谷反为滞，精华之气，不能运化，致合污下降，而泄泻作矣"。生理状态下，胃主降，脾主升，脾胃健旺，则消化吸收功能正常。如果各种致病原因导致脾胃功能失常，则发生泄泻。

1. 常见分型

（1）寒湿泄泻型：泄泻清稀，甚如水样，腹痛肠鸣，脘闷食少。若兼外感风寒，则恶寒发热头痛，肢体酸痛，苔薄白，脉浮。

（2）湿热泄泻型：泄泻腹痛，泻下急迫，或泻而不爽，粪色黄褐，气味臭秽，肛门灼热。兼症：烦热口渴，小便短黄。

（3）伤食泄泻型：腹痛肠鸣，泻下粪便，臭如败卵，泻后痛减。兼症：脘腹胀满，嗳腐酸臭，不思饮食。

（4）脾虚泄泻型：大便时溏时泻，迁延反复，完谷不化。兼症：饮食减少，食后脘闷不舒，稍进油腻食物则大便次数明显增多，面色萎黄，神疲倦怠。

（5）肾虚泄泻型：黎明脐腹作痛，肠鸣即泻，泻下完谷，泻后则安。兼症：形寒肢冷，腰膝酸软。

（6）肝郁泄泻型：素有胸胁胀闷，嗳气食少，每因抑郁恼怒或情绪紧张时发生腹痛泄泻。兼症：腹中雷鸣，攻窜作痛，矢气频作。

2. 药膳复方

（1）参芪薏苡粥

组成：党参25g，黄芪25g，薏苡仁50g，红枣10g，白糖适量。

制法：将党参、黄芪煎煮取汁，药汁内加入薏苡仁、红枣及适量水煮成粥，待熟时加入白糖适量调味即可。

功效：补脾益气。适用于脾气虚弱，经常腹泻，稍进难消化的食物即发作，且体质虚弱易感冒、免疫力低等。

（2）芡实莲子粥

组成：芡实30g，莲子15g，粳米100g，冰糖适量。

制法：先将芡实去壳，莲子去心，同研成细粉并晒干，然后将细粉与粳米同入砂锅内，加水适量，用武火煮沸后改用文火，煮至粥稠表面见粥油时，加入冰糖调匀即可服食。

功效：益肾固精，健脾止泻。适用于脾虚久泻患者。

（3）乌梅五味粥

组成：乌梅5g，五味子5g，党参10g，粳米100g，冰糖适量。

制法：乌梅、五味子、党参水煎取汁，入粳米煮粥，加冰糖调味即可。

功效：涩肠止泻，生津止渴。适用于久泻口渴的患者。

（4）茯苓山药粥

组成：茯苓30g，山药30g，粳米100g，红枣5枚。

制法：茯苓、山药打粉备用；红枣加水煮烂，放入茯苓粉、山药粉，粳米，煮沸即可，早晚服用。

功效：健脾补肾。适用于脾肾两虚之久泻患者。

（5）附子羊肉煲

组成：炮附子5g，羊肉250g，花椒、小茴香、米酒、生姜、葱白、食盐、味精各适量。

制法：先将羊肉洗净，切片后与炮附子、花椒、小茴香、生姜、葱白一起置砂锅内，加入清水适量及米酒，先用武火加热，煮沸后改用文火直到羊肉煲烂为度，停火后加少量味精、食盐调味，即可服食。

功效：温补脾肾、涩肠止泻。尤其适用于脾肾阳虚之五更泄泻，泻痢清谷，伴四肢厥冷，脘腹冷痛，腰膝酸软，神疲乏力，面色苍白等症。

（6）豆蔻当归煨乌鸡

组成：白豆蔻 10g，当归 10g，乌鸡 1 只，葱白、生姜、食盐适量，味精适量。

制法：先将乌鸡洗净，除去内脏，然后将豆蔻、当归、葱白、生姜植入鸡腹内再将鸡放入砂锅内，加清水适量炖至熟烂，食用时加适量食盐和味精调味。

功效：固涩止泻、调补气血。适用于脾虚泄泻日久导致血虚者。

六、肠易激综合征

肠易激综合征表现为反复发作的腹痛、腹胀，大便习惯和性状改变。临床分为腹泻型、便秘型、混合型，腹泻型前者多见。中医学虽无肠易激综合征之病名，但从临床表现看，应归属于中医学"泄泻""腹痛""便秘"等范畴。古代医家认为外感六淫、七情内伤、饮食不节是本病的主要致病因素。如《素问·咳论》曰："感于寒则受病，微则为咳，甚者为泄为痛。"《灵枢·论疾诊尺》曰："春伤于风，夏生后泄肠澼。"

1. 常见证型

肠易激综合征的中医辨证分型一直没有一个统一的标准，暂按腹泻型和便秘型分别分型如下：

（1）腹泻型

1）肝气郁结型：多因情志不畅或遭受强烈精神刺激引起，

症见腹部胀满不适，每于精神紧张时则欲排便，便后腹部症状消失，或伴胸闷痞塞，得嗳气稍舒，或伴食欲减退，脉多弦滑。

2）脾胃虚寒型：多由劳倦损伤或饮食失调所致，症见腹部隐痛，喜温喜按，纳减腹胀，大便溏泄，或完谷不化，或伴吐清水，四肢不温，脉沉迟，舌质淡边有齿痕，舌苔白滑。

3）脾肾阳虚型：多因体虚或久病，损伤肾阳所致，症见黎明之前，脐周作痛，肠鸣即泻，泻后痛减，或下利完谷，腹部畏寒，腰酸肢冷，舌淡，苔白，脉沉细。

（2）便秘型

1）肝郁气滞型：多因恼怒忧思等情志因素导致肝失条达，气机不畅，症见腹痛，脘腹闷胀，嗳气，纳呆，欲便不畅，便下难，恼怒忧虑易发，舌苔薄，脉弦细。

2）肠燥阴亏型：大便干结如羊屎状，数日一行，右下腹胀痛，纳食减少，口干欲饮，眠差，舌质红，苔少，脉细弦。

2. 药膳复方

参见便秘、腹泻药膳食疗。

七、肝炎

慢性病毒性肝炎多由于急性病毒性肝炎久治不愈，湿热病邪未被彻底清除，正气虚弱，迁延复发而致。属中医"黄疸""胁痛""郁证""鼓胀""积聚""虚劳"等范畴。本病病位在肝，涉及脾肾，为本虚标实之证，机体正气不足、湿热疫毒外侵是形成该病病机的关键。

1. 常见证型

（1）肝胆湿热型：恶心厌油、纳呆、腹胀、大便黏臭不爽、小便黄赤短涩、或见胁痛、低热、脉滑数、舌苔黄腻。若湿热蕴久化火，则可见口臭口苦、唇角口燥、心烦难寐、大便秘结、小便灼热、右胁灼痛、脉数大、舌苔黄腻而起芒刺。

（2）肝胃不和型：胸胁胀满或窜痛、嗳气呃逆、灼心吞酸、纳呆脘胀或疼痛，或恶心呕吐、舌苔白、脉弦。

（3）肝郁脾虚型：两胁胀痛、腹胀午后见重、大便稀薄或完谷不化、纳呆口淡，女子经期不准、头晕乏力、脉弦缓、舌质淡或暗红、苔薄白。

（4）脾失健运型：面色苍白、气短乏力、口黏发甜、腹胀缠绵昼夜不休，或食后饱胀、大便溏泄、脉沉缓、舌体胖、舌边有齿痕、舌苔白腻。若湿邪困脾，可见身肢沉重、头重如裹、下肢水肿、舌苔垢腻。

（5）脾肾两虚型：身倦乏力、腰酸腿沉、肢胀浮肿、大便溏泄、小溲清长，或尿意频急、纳少腹胀、顽谷不化、脉沉微、舌质淡、苔薄白。若阳虚明显，可见喜暖恶寒、少腹腰膝冷痛、五更泄泻、水鼓、脉沉迟、舌苔腻。

（6）肝肾阴虚型：腰酸腿软、足跟痛、头晕目眩、耳聋耳鸣、失眠多梦、梦遗滑精、心悸怔忡、右胁隐痛、口干舌燥、五心烦热，或伴低热盗汗、女子经少经闭、脉弦细、舌质红、无苔或少苔。若阴虚内热，则见急躁易怒、鼻衄、牙龈出血、口苦思饮、大便干、小便黄、脉细稍数、舌质绛、苔薄黄。

（7）气血两虚型：面色无华或苍白、头晕目眩、自汗、心悸气短、全身乏力、累后胁痛、纳呆腹胀、口干不思饮、大便软、小溲清、毛发不荣、脉沉细无力、舌质淡、苔薄白或无苔。若兼见阴虚，可见口燥咽干、午后发热、潮热盗汗、腰膝酸软、舌红有裂纹、脉细数无力。

（8）气滞血瘀型：胸闷气憋、抑郁不舒、两胁痛或周身窜痛、气短乏力、善太息、纳呆腹胀、因情绪变化或劳累而加重、胁下痞块、妇女痛经、经血夹有血块或闭经、舌苔白、舌质暗或有瘀斑。若瘀血日久，则可见晦暗或黧黑、肌肤甲错、唇暗舌紫、肝脾肿大坚硬、两胁刺痛、口干不欲饮。

（9）气虚血滞型：面色黧黑、唇舌紫暗、肌肤甲错、两胁刺痛、痛有定处、肝脾肿大坚硬、口干不欲饮、妇女痛经、经行不畅有血块、纳呆、乏力气短、脉弦、舌质暗或有瘀斑。

（10）痰瘀互结型：身体肥胖、面色暗滞、肝脾肿大刺痛、脘胀纳少、恶心厌油、咳吐痰涎、头晕目眩、心悸、肢体沉重、难寐或嗜睡、便溏不爽、舌胖嫩边有齿痕、舌质暗或有瘀斑、苔腻脉滑。

2. 药膳复方

（1）茵栀黄粥

组成：茵陈 30g，山栀 10g，大黄 3g，大枣 10 枚，蜂蜜适量，大米 80g。

制法：将茵、栀、黄水煎取汁，加大米、大枣煮粥，蜂蜜调味服食。

功效：清热利湿，疏肝利胆，泻下退黄，适用于病毒性肝炎肝胆湿热型，症见黄疸初期，口干便秘患者。

（2）香陈茯苓茶

组成：炒香附 10g，陈皮 10g，茯苓 30g，生山楂 20g，红糖 20g。

制法：将陈皮、茯苓洗净后，晒干或烘干，切碎，研成细末，备用。炒香附、山楂洗净，切成片，放入纱布袋中，扎口，放入砂锅，加水浸泡片刻，先用大火煮沸，调入陈皮、茯苓粉末，搅和均匀，改用小火煨煮 30 分钟，取出药袋，调入红糖，小火煨煮至沸即成。早晚 2 次分服，代茶，频频饮用。

功效：健脾理气，本食疗方对肝脾不调的病毒性肝炎患者尤为适宜。

（3）郁金清肝茶

组成：郁金 10g，炙甘草 5g，绿茶 2g，蜂蜜 10g。

制法：郁金、炙甘草加水，大火煮沸，改小火煎煮 15 分钟后，去渣取汁，冲泡茶叶，调入蜂蜜，频频饮服，每日 1 剂。

功效：疏肝解郁，利湿祛瘀，适用于病毒性肝炎肝胃不和型。

（4）叶下珠三草茶

组成：叶下珠 10g，软肝草 10g，蛇舌草 20g，生甘草 5g，绿茶 3g。

制法：将上述 4 味中药加水，大火煮沸，改成小火煎煮 15 分钟后，去渣取汁冲泡茶叶，频频饮服，每日 1 剂。

功效：软肝草是客家地区传统的珍贵食材，一种强身保健的煲汤材料，具有清热解毒、清肝明目等功效，本药膳清热解毒，保肝护肝，适用于病毒性肝炎肝胆湿热型。

（5）山药杞子甲鱼汤

组成：山药、枸杞各 25g，女贞子、熟地各 15g，陈皮 10g，甲鱼 1 只，调料适量。

制法：将甲鱼去头杂，切块，洗净，与诸药加水同炖至甲鱼熟后，食盐、味精调服。

功效：滋补肝肾，适用于病毒性肝炎肝肾阴虚型。

（6）黄芪灵芝瘦肉汤

组成：黄芪 30g，法半夏、灵芝各 10g，茯苓 30g，瘦猪肉 100g，调料适量。

制法：将诸药布包，猪肉洗净、切丝，加水适量同炖至肉熟后，去药包，加食盐调服。

功效：健脾和胃，适用于病毒性肝炎脾失健运型。

（7）枸杞当归煲鹌鹑蛋

组成：枸杞子 30g，当归 15g，鹌鹑蛋 10 个。

制法：将当归洗净，切片，与拣净的枸杞子、鹌鹑蛋同入砂锅，加水适量，煨煮 30 分钟，取出鹌鹑蛋，去壳后再回入锅中，小火同煨煲 10 分钟，即成。早晚 2 次分服，当日吃完。

功效：补血养肝，本食疗方对肝阴不足之病毒性肝炎尤为适宜。

（8）枸杞青笋鸡丁

组成：枸杞 10g，青笋 50g，鸡脯肉 250g，调料适量。

制法：将鸡肉、青笋切丁，鸡丁勾芡。锅中放菜油烧熟后，下枸杞、鸡丁翻炒划散，调味，下青笋炒匀，而后炒至熟，下葱花、味精、食盐炒匀，装盘即成。

功效：补益肝肾，适用于病毒性肝炎肝肾阴虚型。

八、肝硬化

中医学认，为肝硬化属"胁痛""积聚""鼓胀"等范畴。以腹部胀大，皮色苍黄，甚则腹皮青筋暴露，四肢不肿或微肿为特征。多因酒食不节，情志所伤，感染血吸虫，劳欲过度以及黄疸积聚失治，使肝、脾、肾功能失调，气、血、水瘀积于腹内而成。在鼓胀的病机中，关键问题是肝、脾、肾的功能障碍。由于肝气郁结，气滞血瘀，导致脉络阻塞，这是形成鼓胀的一个基本因素。其次是脾脏功能受损，运化失职，遂致水湿停聚。再就是肾脏的气化功能受损，不能蒸化水湿而使水湿停滞，也是形成鼓胀的重要因素。此外，肾阴和肾阳又同时起到滋养肝木和温养脾土的作用，肾虚阴阳不足，对肝脾二脏的功能也要产生影响。正因为肝气郁滞、血脉瘀阻、水湿内停是形成鼓胀的三个重要病理变化，因此喻嘉言在《医门法律·胀病论》中概括说："胀病不外水裹、气结、血瘀。"

1. 常见证型

（1）代偿期：可按胁痛、积聚辨治。有以下证型：

1）气滞：表现为胁肋胀痛，走窜不定，胁痛与情志有关，伴胸闷、嗳气、腹胀等，苔薄白，脉弦。

2）血瘀：胁肋刺痛，痛有定处，肝脾肿大，舌质紫暗，或有瘀斑，脉沉涩。

3）脾虚：倦怠乏力，纳呆食少，或有便溏，舌质淡，脉细缓。

4）阴虚：胁肋隐痛，头晕目眩，口干咽燥，心烦，手足心热，腰膝酸软，失眠多梦，舌红少苔，脉细弦而数。

（2）失代偿期：最突出的表现是腹水，可按鼓胀辨治，有气鼓、水鼓、血鼓之分。

1）气鼓：腹胀大如鼓，但按之不硬，时大时小，时轻时重，胸满膈塞，小便不利，脉弦。

2）水鼓：腹大如鼓，按之满实，如囊裹水，转侧有声，或兼肢体浮肿，小便减少，苔白腻，脉沉弦滑。

3）血鼓：腹大如鼓，青筋怒张，腹中有块，身体消瘦，面色黄黑，小便不利，大便黑，舌质紫暗，或有瘀斑，脉沉弦或涩。

2. 药膳复方

（1）佛手二花茶

组成：佛手 10g，玫瑰花 3g，茉莉花 3g。

制法：开水冲泡，代茶饮。

功效：疏肝理气，适用于肝硬化代偿期证属肝气郁滞者。

（2）玉米须饮

组成：玉米须 30g，冬瓜皮、茯苓皮各 15g。

制法：水煎，去渣取汁，作饮料日常饮服。

功效：利水消肿，适用于肝硬化失代偿期证属脾虚水停之鼓胀者。

（3）麦芽山楂饮

组成：炒麦芽 15g，炒山楂 15g，红糖适量。

制法：把麦芽与山楂水煮，去渣取汁，加红糖调味。随意饮用。

功效：健脾开胃、软坚散结，适用于肝硬化代偿期证属脾虚者。

（4）枳椇子粥

组成：黄芪 50g，当归、陈皮各 10g，枳椇子、茯苓、猪苓各 15g，赤小豆 30g，粳米 60g，冰糖适量。

制法：先将前六味药水煎，滤汁去渣，加入赤小豆及粳米，共煮为粥，冰糖调味即可。

功效：活血化瘀、利水消肿，适用于肝硬化失代偿期证属水鼓、血鼓者。

（5）香佛莱菔粥

组成：香橼、佛手各 10g，炒莱菔子 15g（研末），粳米 100g。

制法：香橼、佛手水煎，滤汁去渣，加入炒莱菔子、粳米及适量水，共煮为粥。

功效：行气理气，适用于肝硬化失代偿期证属气鼓者。

（6）参芪猪肉汤

组成：党参、黄芪、茯苓、刺五加、灵芝、陈皮、佛手各 15g，砂仁 5g，瘦猪肉 100g，葱、姜、酱油、食盐适量。

制法：加水适量，以文火炖烂熟，食肉饮汤。

功效：健脾益气，适用于肝硬化代偿期证属脾虚者。

（7）五味甲鱼汤

组成：鳖 1 只，五味子、枸杞子、熟地、麦冬、女贞子、山药、陈皮各 10g，调料适量。

制法：将鳖宰杀，开膛，取出内脏，洗净；把诸药以纱布袋盛之，置于鳖体腔内，放入砂锅中，加入适量水及葱、姜等调料，文火炖烂熟，取出药袋，吃鳖饮汤。

功效：滋阴养肝，适用于肝硬化代偿期证属阴虚者。

（8）马鞭紫草猪骨汤

组成：马鞭草 15g，紫草 30g，猪骨 200g，鸡蛋 4 个，肉汤 500g，酱油、细盐、味精各少许。

制法：将猪骨砸开，与马鞭草、紫草同煎 40 分钟，去渣留汁，将肉汤与其混合后滚沸 5 分钟，将鸡蛋逐个打破后下入锅内

（弃壳），待鸡蛋熟后，加入酱油、细盐、味精等调味即成。

功效：凉血益肝，适用于肝硬化失代偿期证属血鼓者。

九、胆囊炎

慢性胆囊炎中医学称之胆胀病，是指胆腑气机通降失调引起的以右胁胀痛为主要临床表现的病证。胆胀病始见于《内经》。本病病位在胆，与肝（脾）胃关系密切。胆胀的治疗原则为疏肝利胆，和降通腑。临床当据虚实而施治，实证宜疏肝利胆通腑，根据病情的不同，分别合用理气、化瘀、清热、利湿、排石等法；虚证宜补中疏通，根据虚损的差异，合用滋阴或益气温阳等法，以扶正祛邪。胆结石形成或因肝郁气滞或因湿热之邪蕴蒸肝胆，致胆囊和胆道运动能力减弱，胆汁排泄不畅，日渐瘀积浓缩，或胆囊感染，促使胆囊黏膜和脱落上皮形成核心，胆汁环绕此核而沉积，或胆固醇分泌过多，胆汁酸减少，且与饮食嗜好、生活节律等因素也有直接关系。

1. 常见证型

（1）肝气郁结型：右胁胀满疼痛，连及右肩，遇怒加重，胸闷善太息，嗳气频作，吞酸嗳腐，苔白腻，脉弦大。

（2）气滞血瘀型：右胁刺痛较剧，痛有定处，拒按，面色晦暗，口干口苦，舌质紫暗，或舌边有瘀斑，脉弦细涩。

（3）胆腑郁热型：右胁灼热疼痛，口苦咽干，面红目赤，大便秘结，小便短赤，心烦失眠易怒，舌红，苔黄厚而干，脉弦数。

（4）肝胆湿热型：右胁胀满疼痛，胸闷纳呆，恶心呕吐，口苦心烦，大便黏滞，或见黄疸，舌红苔黄腻，脉弦滑。

（5）肝阴不足型：右胁隐隐作痛，或略有灼热感，口燥咽干，急躁易怒，胸中烦热，头晕目眩，午后低热，舌红少苔，脉细数。

2. 药膳复方

（1）百合泥鳅炖豆腐

组成：泥鳅 250g，豆腐 150g，百合 10g，盐 3g。

制法：把泥鳅去鳃及内脏，洗净；豆腐切块。泥鳅入锅，加盐、清水适量，置武火上，炖至五成熟时，加入豆腐、百合，再炖至泥鳅熟烂即可。

功效：泥鳅味甘、性平，补益脾肾、利水解毒。适用于慢性胆囊炎肝胆湿热型。

（2）佛手香橼粥

组成：佛手 15g，香橼 15g，粳米 100g，冰糖适量。

制法：将佛手、香橼、粳米一起放入锅内，加清水适量，武火煮沸后，文火煮成粥，冰糖调味即可。每日 1 剂，作早晚餐服食。

功效：疏肝理气，适用于慢性胆囊炎肝气郁结型。

（3）陈皮牛肉

组成：牛肉 100g，陈皮 20g，白萝卜 50g。

制法：牛肉切块，用清水浸泡半小时捞出，控干水分。陈皮切丝，萝卜切滚刀块。锅内清水烧开，放入牛肉煮沸，去浮沫，再煮至牛肉熟透时加入陈皮、萝卜，改用小火炖，待萝卜煮烂后下盐、味精调味即可。吃肉喝汤。

功效：调气活血，滋补肝肾。适用于慢性胆囊炎气滞血瘀型。

（4）杞麦海参羹

组成：海参 250g（水发），枸杞子 25g、麦冬 15g、生地 15g。

制法：发好海参洗净切成条状，三药煎汁适量，用以烩煮海参，加盐、味精等调料，可作菜肴吃。

功效：益肝利胆养阴。适用于慢性胆囊炎肝阴不足型。

（5）冬瓜苡仁汤

组成：冬瓜 500g，苡仁 50g，赤小豆 25g，食盐少许。

制法：上述原料同煮熟后，食盐调味，食物喝汤。

功效：清热利湿消肿。适用于慢性胆囊炎胆腑郁热型。

（6）山楂三七粥

组成：生山楂 10g，炒莱菔子粉 10g，三七粉 3g，大米 50g，蜂蜜适量。

制法：取山楂、大米煮粥，待沸时调入三七粉、莱菔子粉、蜂蜜，煮至粥熟服食。

功效：活血化瘀，理气止痛。适用于气滞血瘀型慢性胆囊炎。

十、胆石症

1. 常见证型

（1）肝胆湿热型：右上腹胀满疼痛，胸骨后灼热，胸闷纳呆，恶心呕吐，目赤或目黄身黄，小便黄赤，舌质红，苔黄腻，脉弦滑而数。

（2）肝郁气滞型：右上腹胀痛，走窜不定，胸骨后胀痛，疼痛常因情志变化而增减，胸闷不舒，饮食减少，嗳气频作，苔薄白，脉弦。

（3）气滞血瘀型：右上腹刺痛，痛有定处，入夜更甚，或胸骨后刺痛，食欲不振，胃气上逆，口干舌燥，舌质紫暗或有瘀斑，苔黄而燥，脉弦涩。

2. 药膳复方

（1）金钱核桃兔丁

组成：兔肉100g，核桃肉50g，金钱草30g，玉米油30g，调料适量。

制法：金钱草水煎去渣取汁备用；将核桃肉掰成小块炒香备用；兔肉切成肉丁备用。玉米油烧热，爆炒兔肉丁数分钟，加核桃肉、酱油、金钱草汁、葱、姜块烧开，煮至肉熟，去葱、姜块即成。佐餐食用。

功效：金钱草甘、微苦，凉，利水通淋、清热解毒、散瘀消肿，主治肝胆及泌尿系结石。核桃含丙酮酸，可阻止食物中的黏蛋白与胆汁中的钙、胆红素结合，还有促使胆红素结石溶解的作用。兔肉含脂肪很少，不会增加胆固醇，且能增加人体免疫功能。本药膳可防止胆囊炎反复发作所形成的胆石症。

（2）木耳鸡胗片

组成：黑木耳10g，鸡胗50g（带内壁），生姜5g，玉米油20g，调料适量。

制法：将黑木耳用温水泡发；生姜洗净后切成姜粒；鸡胗洗净后切成片。将锅中玉米油烧热，下鸡胗片炒变色，再下发好的木耳，炒至烂熟，下生姜粒、酱油、鸡精炒匀即起锅。佐餐食用。

功效：黑木耳含发酵素和植物碱，能促进消化管腺体分泌，可润滑胆管，有助于结石排出；玉米油有利胆汁的作用；生姜能化解结石；鸡胗甘、寒，消食健胃，鸡内金化坚消食而运脾。本药膳具有化石、排石的作用，适用于胆石症。

（3）金钱芦根茶

组成：鲜芦根 100g（干品 30g），金钱草 25g，茉莉花 6g。

制法：取芦根、金钱草加水大火煮沸后，小火再煎 20 分钟，去渣取煎液，盛入保温瓶中。将茉莉花放入茶杯，冲入煎液，加盖焖泡 5 分钟即代茶饮。

功效：本茶有溶石作用，对胆石较大或泥沙状结石，都可逐渐溶解。芦根含天门冬酰胺、薏仁素，能溶解胆结石。配茉莉花的芬芳，可疏肝利胆，以利于结石排出。

十一、胰腺炎

胰腺炎是临床常见的消化系统疾病之一。由于现代医学尚无特效治疗方法，使病情迁延，缠绵难愈。临床表现为反复发作性腹痛、腹胀、腹泻（脂肪泻）、食欲减退、消瘦、腹部包块、血糖升高等。本病属中医"腹痛""脾心痛"等范畴。中医认为，脾胃是机体对食物进行消化、吸收并输布精微的主要脏器，脾胃虚弱，则运化失职，即出现以消化功能减弱为主的证候。关于慢性胰腺炎的病因，学者普遍认为与多种因素有关，如情志不畅、饮酒过度、饮食不节可损伤脾胃，以致脾胃虚弱，运化失常，升降失司；或恣食肥甘，阻遏脉络，蛔扰腹痛，蕴结胆汁，气不宣泄等。另外，胃、肠、胆道手术之后的创伤及粘连等原因，亦可致升清降浊功能失常。本虚主要是脾虚，标实主要表现为气滞血瘀。脾虚为本、脾虚则中气失于健运，影响肝的疏泄功能，导致气机郁滞，气行则血行，气滞则血瘀，故脾虚致肝郁气滞，肝郁气滞日久会导致血瘀。其中，脾虚为本是形成气滞血瘀的主要原因，气滞血瘀将会导致脏腑功能紊乱，继而加速脾虚进程。因此，本虚与标实相互影响，相互促进，引发恶性循环。

1. 常见证型

（1）寒实结滞型：此型患者病程较长，多见于老年体弱者，或复发性慢性胰腺炎患者。症见腹痛拒按，得温则减，胁下胀满、纳差，呕逆，面色晦暗少华，舌质淡，苔薄白，脉弦紧，便秘。

（2）热实结滞型：此型多见于慢性胰腺炎急性发作。症见腹痛拒按，痛连胁背，脘腹胀满，恶心嗳气，口干口苦，苔黄腻，脉滑数，大便不通。

（3）脾胃虚弱型：此型患者病程较长，病情较重，属临床最常见证型，日久会导致气滞血瘀。症见倦怠乏力，食欲不振，脘腹胀满肠鸣，纳谷不化，稍进油腻则大便次数明显增加，面色萎黄，消瘦，舌苔厚腻，脉缓或虚弱，大便溏薄。

（4）脾虚食积型：症见神倦乏力，脘闷纳呆，腹满喜按，食则饱胀不适，面色萎黄，形体消瘦，夜寐不安，倦怠乏力，舌淡胖，苔白，脉弱，大便溏薄、酸臭或有不消化食物。

（5）肝气郁滞型：症见脘腹胀满，一侧或者双侧胁痛拒按，疼痛多与情志不畅相关，恼怒常使病情加重，得嗳气、矢气痛减。患者喜怒、纳呆，舌暗苔薄，脉弦、细或兼涩、数，大便或干或溏。

（6）肝胆湿热型：症见胁肋灼痛胀痛，或胁下有痞块，按之疼痛，发热，恶心，厌食油腻，身重倦怠或黄疸，舌红，苔黄腻，脉弦数或弦滑，大便或闭或溏。

（7）气滞血瘀型：本型患者往往合并胆道疾患或假性囊肿。症见胸胁腹部疼痛，痛处不移，拒按，痛如针刺，上腹部扪及包块，压痛明显，面色淡白或晦滞，身倦乏力，气少懒言，舌淡暗或有紫斑，脉沉涩。多见于慢性胰腺炎发作日久者，病情较重，由气及血，属正虚邪实阶段。

2. 药膳复方

（1）佛香粥

组成：佛手、香橼各15g，粳米50g，冰糖适量。

制法：佛手、香橼煎汁去渣，加粳米及水适量共煮粥，将熟时加入冰糖适量，粥成后食之。

功效：理气止痛，健脾养胃。适用于慢性胰腺炎肝气郁滞型。

（2）参桂白芍粥

组成：党参25g，桂枝15g，炒白芍30g，炙甘草10g，生姜5g，大枣5枚，粳米100g。

制法：上述药材加水煎汁，去渣后加粳米，煮成粥，分次食之。

功效：健脾安胃，缓急止痛。适用于慢性胰腺炎虚寒者。

（3）吴茱萸粥

组成：吴茱萸2g，生姜2片，葱白2根，粳米50g。

制法：吴茱萸研粉、生姜切细丝、葱白切碎备用。粳米加水煮粥，待米将熟时，将吴茱萸、生姜、葱白放入，同煮成粥，每日分次食之。

功效：和胃止呕，理气止痛。适用于慢性胰腺炎寒实结滞型。

（4）黄芩苡仁粥

组成：黄芩 10g，薏苡仁 20g，生甘草 10g，蜂蜜适量，粳米 100g。

制法：先用黄芩、生甘草水煎取汁。粳米淘净后与苡仁一起，加入药汁煮成稀粥。调味即可服食。

功效：清热燥湿、理气止痛，主治老年人慢性胰腺炎肝胆湿热型。

（5）山楂麦芽粥

组成：山楂 10g，麦芽 30g，粳米 100g。

制法：将山楂、麦芽、粳米洗净，共煮成粥，即可服用。

功效：化食消积、活血，主治慢性胰腺炎，症见腹痛，食欲不振，脘腹不舒。

（6）山药茯苓粥

组成：淮山药 30g，茯苓 20g，粳米 100g。

制法：将淮山药、茯苓、粳米洗净后，加适量水，一起煮成稀粥，即可饮服。

功效：益气健脾，主治慢性胰腺炎之脾气虚弱，症见脘腹部疼痛，食少，消瘦，疲倦乏力，便稀。

（7）决明海带汤

组成：海带 25g，草决明 10g。

制法：上两料加水 2 碗，煎至 1 碗，顿服，每日 2 次。

功效：决明子苦，微寒，清热明目，润肠通便。本药膳适用于慢性胰腺炎热实结滞型。

十二、消化系统癌症

1. 术后药膳

癌症患者在进行手术后常会出现体质虚弱、伤口不愈合、失眠或食欲不振等症状。此类患者可针对自己的症状选用如下药膳进行调治：

（1）黄芪虫草汤

组成：黄芪 30g，老鸭 1 只，紫河车 20g，冬虫夏草 3g，食盐适量。

制法：将鸭杀死，去除毛杂及内脏，用清水洗净。将北芪、冬虫夏草、紫河车放入鸭腹内，用竹签缝合。将此鸭入锅加适量的清水用大火煮沸，再用小火炖至鸭肉熟烂，调入食盐，除去竹签及药渣即成，可随意服用。

功效：具有补中益气、滋阴生血的功效，适合手术后出现气血虚弱、伤口难以愈合等症状的癌症患者使用。

（2）刺五加莲杞饭

组成：刺五加、莲肉、枸杞子各 20g，西洋参粉 4g，大米 150g。

制法：将刺五加、莲肉、枸杞子一起入锅加适量的清水用大火煮沸，再用小火熬煮 30 分钟，去渣取汁。将大米入锅加适量的此药汁煮至大米熟透，加入西洋参粉拌匀即可，可作为主食服用。

功效：近代医学研究证明，刺五加的作用特点与人参基本相同，具有调节机体紊乱，使之趋于正常的功能，有良好的抗疲劳作用，较人参显著，并能明显提高耐缺氧能力。刺五加含有刺五加苷，能刺激精神和身体活力。本药膳具有补益肝肾、滋阴养血的功效，适合手术后出现气血虚弱、睡眠质量不佳、心悸、多汗等症状的癌症患者使用。

（3）绞股蓝鱼片粥

组成：绞股蓝 15g、薏苡仁 30g、青鱼肉 80g，木耳 3g，大米 200g，姜丝、葱丝、味精和食盐等调味品各少许。

制法：将青鱼肉切成薄片备用；木耳发好后切小块备用；绞股蓝和薏苡仁用水煎煮后去渣取汁。将大米入锅用此药汁煮至烂熟，再加入鱼片、木耳、姜丝、葱丝、味精和食盐，煮沸即成。

功效：现代医学研究发现，绞股蓝主要有效成分为多糖、黄酮、皂苷及微量元素，其功效主要是促进人体脂肪类物质代谢、营养人体细胞，同时具有不错的解毒消炎作用。药理、毒理及临床证明，绞股蓝具有"适应原"样功能，对多种癌细胞有显著的抑制作用。本药膳具有补中益气、健脾和胃的功效，适合手术后出现体质虚弱、食欲不振、恶心呕吐等症状的癌症患者使用。

2. 放疗期间药膳

癌症患者在进行放疗期间，体内的正常组织和细胞也会受到电离辐射的损害，因此常会出现口干咽燥、食欲不振、舌质红绛、舌苔光剥、脉弦细数等类似热邪伤阴耗气的症状。此类患者可选用如下具有生津增液功效的药膳，以减少放疗引起的不良反应：

（1）山药扁豆粥

组成：山药、白扁豆各 30g，鸡内金 10g，龙眼肉 15g，大米 100g。

制法：将山药、白扁豆和鸡内金一起入锅加适量的清水用大火煮沸，再用小火熬煮 30 分钟，去渣取汁。将大米入锅加适量的此药汁及龙眼肉，煮至熟透即成，可作为主食服用。

功效：具有健脾和胃、消食化积的功效，适合进行放疗期间或放疗后出现食欲不振、消化不良等症状的癌症患者使用。

（2）太子参无花果炖兔肉

组成：兔肉150g，太子参30g，无花果30g，食盐、味精等调味料各适量。

制法：将太子参、无花果洗净，切成薄片。将兔肉洗净，切成小块。将太子参片、无花果片及兔肉块一起放入炖盅内加适量的开水，用小火隔水炖煮2个小时，调入食盐、味精等调味料即成，可随意服用。

功效：无花果甘、平，补脾益胃、润肺利咽、润肠通便。研究表明，无花果具有防癌抗癌、增强机体抗病能力的作用，可以预防多种癌症的发生，延缓移植性腺癌、淋巴肉瘤的发展，促使其退化，对正常细胞不会产生毒害。本药膳有补益脾肺、益气生津的功效，适合放疗后出现体质虚弱、气短、口干等症状的癌症患者使用。

（3）黄芪杞子煲甲鱼

组成：黄芪30g，枸杞子20g，香菇15g，甲鱼1条，食盐等调味品适量。

制法：将甲鱼杀死，去除内脏，切成小块备用；香菇洗净切丁备用；将黄芪放入纱布袋中，与枸杞子、香菇丁、甲鱼块一起入锅加适量的清水用小火炖煮至甲鱼烂熟，去掉药袋，调入食盐即成，可随意服用。

功效：具有益气养阴的功效，适合放疗后出现眩晕、贫血、白细胞减少、疲乏无力等症状的癌症患者使用。

3. 化疗期间药膳

化疗药物除了可杀伤癌细胞以外，还会损伤人体正常的组织细胞，从而会给患者带来一系列的不良反应。例如，化疗药物可损害胃肠道黏膜，引起恶心、呕吐、食欲减退等症状。此类药物还可抑制骨髓的造血功能，引起白细胞、血小板减少等症状。因此，癌症患者在进行化疗后，应选用如下具有增强食欲、促进消化、改善骨髓造血功能、提高免疫力功效的药膳：

（1）芪枣花生粥

组成：黄芪、花生米（带衣）、赤小豆、薏苡仁各30g，红薯50g，大枣10枚。

制法：红薯去皮，切小块备用，将薏苡仁和赤小豆用清水浸泡1个小时，与花生米、黄芪、红薯丁、大枣一起入锅加适量的清水用大火煮沸，再用小火熬煮至薏苡仁烂熟即成，可随意使用。

功效：此方具有健脾和胃、补气升血的功效，适合化疗后出现血小板减少等症状的癌症患者使用。

（2）归元枸杞粥

组成：当归身、龙眼肉、枸杞子各15g，大枣10枚，糯米60g。

制法：将上述原料一起入锅加适量的清水用大火煮沸，再用小火熬煮至米熟即成，可随意服用。

功效：此方具有健脾补肾、增髓升血的功效，适合化疗后出现红细胞及血红蛋白减少等症状的癌症患者使用。

本章小节

本章主要论述脾胃与膳食之间的关系。第一，建立一种新的治疗疾病的理念：药食同源，药食同理。对于疾病不是单一用药物，从膳食中获取支持酶系统、抗氧化系统和免疫系统的天然物质，让食疗成为人们预防治疗疾病的"第二药房"。这也恰恰体现了中医基本辨证思路"不治已病治未病"。第二，具体阐述了中医"脾胃系统"（胃肠、肝胆、胰腺）疾病发生后，甚或癌症术后膳食调养的食疗方。《内经》记载："五谷为养、五果为助、五畜为益、五菜为充。"所以，注重饮食调治脾胃系统疾病也是脾胃新论的新颖之笔。

参考文献

［1］黄兆胜．中华养生药膳大全［M］．广东：广东旅游出版社，2004.

［2］张问渠，张昱．名老中医谈养生延寿［M］．北京：科学技术文献出版社，2011.

［3］养生堂膳食营养课题组．粥膳养生堂1000例［M］．北京：中国轻工业出版社，2008.

［4］白长川，段志军．消化疾病药膳治疗学．北京：科学出版社，2014.